CONFIDENCES
D'UNE DERMATOLOGUE

Flora Fischer

CONFIDENCES D'UNE DERMATOLOGUE

Robert Laffont

ISBN 978-2-221-23870-7
Dépôt légal : février 2021
Éditions Robert Laffont – 92 avenue de France 75013 Paris

À la mémoire de Roman Perrusset,
directeur littéraire

À mes patients qui m'ont tant appris ;
À mes parents qui m'ont donné
le goût de la langue française ;
À mes enfants, à leur père ;
À Lolo frère et Yaya ;
À Cathy qui m'a gentiment suggéré
l'écriture de billets d'humeur ;
À Joëlle, ma première lectrice ;
À ceux d'Augerolles, Villerville
et Saint-Rémy pour leur amitié ;
À ma faculté Cochin – Port-Royal ;
Aux Maîtres qui m'ont enseigné ;
À ITECA, à l'intelligence artificielle,
à la médecine du futur ;
Aux Éditions Robert Laffont
qui ont rendu possible mon projet.

Prologue

Toi qui as déjà acquis la certitude que rien n'est au-dessus de la satisfaction d'aider, de sauver son prochain ;

Toi qui aspires à rencontrer les plus grands, celles et ceux qui font évoluer la vie, avancer l'humanité ;

Toi qui sais garder des secrets sans juger ;

Toi qui brûles de résoudre les énigmes du corps humain ;

Toi qui vas connaître les histoires merveilleuses, tristes, angoissantes des gens et les écouter avec empathie ;

Toi qui feras la fierté de ta famille après l'avoir obligée à te supporter des années ;

Toi qui préfères un métier sacerdotal à un travail conventionnel ;

Toi qui portes mieux la blouse blanche trop large que le costume sur mesure ;

Toi qui veux être dans la peau d'un super-héros ;

Toi qui as foi en l'humain ;

Toi qui t'apprêtes à ne plus avoir que des amis médecins tant ton rythme sera effréné et lourdes tes blagues ;

Toi qui rêves de tenir des discours ampoulés ;

Toi qui n'as pas besoin de beaucoup d'heures de sommeil ;

Toi qui ne crains pas les liquides biologiques ;

Toi qui sais que l'argent ne fait pas le bonheur ;

Toi qui ignores encore que les pouvoirs publics seront systématiquement contre toi, non par réflexion mais par tradition ;

Ta plus belle histoire d'amour sera la médecine !

Prière médicale, dite « de Maïmonide »

Mon Dieu, remplis mon âme d'amour pour l'art et pour toutes les créatures. N'admets pas que la soif du gain et la recherche de la gloire m'influencent dans l'exercice de mon Art, car les ennemis de la vérité et de l'amour des hommes pourraient facilement m'abuser et m'éloigner du noble devoir de faire du bien à tes enfants. Soutiens la force de mon cœur pour qu'il soit toujours prêt à servir le pauvre et le riche, l'ami et l'ennemi, le bon et le mauvais.

Fais que je ne voie que l'homme dans celui qui souffre. Fais que mon esprit reste clair auprès du lit du malade et qu'il ne soit distrait par aucune chose étrangère afin qu'il ait présent tout ce que l'expérience et la science lui ont enseigné, car grandes et sublimes sont les recherches scientifiques qui ont pour but de conserver la santé et la vie de toutes les créatures.

Fais que mes malades aient confiance en moi et en mon Art pour qu'ils suivent mes conseils et mes prescriptions. Éloigne de leur lit les charlatans, l'armée des parents aux mille conseils, et les gardes qui savent toujours tout : car c'est une engeance dangereuse qui, par vanité, fait échouer les meilleures intentions de l'Art et conduit souvent les créatures à la mort. Si les ignorants me blâment et me raillent, fais que l'amour de mon Art, comme une cuirasse, me rende invulnérable, pour que je puisse persévérer dans le vrai, sans égard au prestige, au renom et à l'âge de mes ennemis. Prête-moi, mon Dieu, l'indulgence et la patience auprès des malades entêtés et grossiers.

Fais que je sois modéré en tout, mais insatiable dans mon amour de la science. Éloigne de moi l'idée que je peux tout. Donne-moi la force, la volonté et l'occasion d'élargir de plus en plus mes connaissances. Je peux aujourd'hui découvrir dans mon savoir des choses que je ne soupçonnais pas hier, car l'Art est grand mais l'esprit de l'homme pénètre toujours plus avant.

Moïse Maïmonide, ou Moshe ben Maimon, ou encore Musa ibn Maïmoun, médecin et théologien juif de culture arabe, né à Cordoue (1135-1204).

L'apprenti médecin

Cette nuit m'a confortée dans mon choix de me destiner à la médecine. Étudiante en cinquième année, j'étais de garde aux urgences de Cochin, grand hôpital parisien. Des policiers souhaitaient s'entretenir avec le senior des urgences, c'est-à-dire le praticien hospitalier responsable des patients entrants, sortants et hospitalisés durant ce laps de temps.

« C'est moi, indiqua Enrique, avec son bel accent d'Amérique du Sud.

— Nous voudrions vous poser quelques questions au sujet de Y. M., un patient de 32 ans que vous avez reçu vers 18 heures, nous craignons qu'il soit lié à un trafic de drogues. »

Alors, le senior des urgences, droit dans ses sabots en caoutchouc et dans sa blouse déjà maculée, leur a opposé une fin de non-recevoir. J'étais abasourdie d'une telle assurance, je ne me souviens pas quels termes le policier a employés pour lui signifier qu'il pouvait l'obliger à répondre : commission rogatoire, citation à comparaître, entrave à la justice…

« Non, je ne vous répondrai pas, c'est le secret médical », déclara Enrique retranché derrière son engagement.

Ce n'était pas par rébellion ou désobéissance : le secret médical est sacré, il ne souffre que peu d'exceptions.

C'est alors que j'ai compris un des rôles fabuleux des soignants : celui d'écouter les histoires et de préserver les aveux. C'est même un devoir inscrit dans le serment d'Hippocrate : ma bouche taira les secrets d'autrui. L'idée de demeurer un confident absolu me séduisait beaucoup.

Mais le chemin pour devenir médecin a été long et semé d'embûches, je ne saurai jamais s'il en valait la peine. D'abord la première année avec un concours très sélectif, puis l'apprentissage des fondamentaux et de la physiologie, les stages d'étudiants (ancien « externat ») dans les différents services de la quatrième à la sixième année de médecine ; puis un second concours en prime dont le résultat va décider du choix de la spécialité. À l'issue de ces six ans, débute donc l'internat qui durera lui entre quatre et six ans…

Je garde globalement encore aujourd'hui de très bons souvenirs de mes années de médecine. Malgré un travail de Romain(e), j'aimais bien ma faculté et les hôpitaux qui y étaient rattachés pour les stages. J'adorais ma promotion avec autant de filles que de garçons, des étudiants d'origines et d'horizons différents. Certains étaient les bobos de l'époque. Ils habitaient dans le XIVe, comme mon ami Bertrand, de la rue de la Tombe-Issoire.

Je revois ces années sans véritable nostalgie mais avec beaucoup d'émotion. Pour de nombreuses raisons : cette atmosphère de légèreté, d'insouciance, des années 1990. Lorsqu'on se goinfrait de pâte à tartiner contenant de l'huile de palme et de saucisson au goûter. Lorsqu'on se mettait seins nus les rares fois où mes copines et moi profitions de la plage. Lorsqu'on enfumait les bars. Lorsqu'on n'était pas jugé dès la première parole, le premier comportement, et cloué au pilori à la moindre provocation. Pas de Twitter, pas de Facebook, pas d'Instagram pour condamner sans tarder.

Puis cette sensation d'appartenir à un groupe homogène ou homogénéisé et pas à une communauté au sein d'un groupe qui *de facto* n'a plus de projet de cohésion. Ensemble, pas les uns à côté des autres, et sûrement pas les uns contre les autres. Cette idée gauchisante des années 1980-1990 d'absence de différences avait paradoxalement fait émerger les communautés. Elles se montèrent les unes contre les autres.

À l'époque, on ne ressentait pas cette obsession des origines, des ascendants. Ce n'était pas systématiquement le premier sujet qu'on évoquait, ni dans les discussions publiques ni dans les discussions privées. Cette impression qu'on avait d'avancer ensemble me manque tellement.

Comme les futurs prêtres entrés au petit séminaire, nous appartenions à une corporation, un étrange microcosme encadré et hiérarchisé. Nous étions tous un peu fous – il faut l'être pour décider d'une vie pareille. Quand nous nous retrouvions à l'Académie de la bière, boulevard du Port-Royal, chacun y allait de son histoire de stages.

J'étais alors en endocrinologie pour quelques mois avec ma copine Violette. J'étais choquée parce que, lors de la visite avec la cheffe de clinique le matin même, j'avais ouvert le pansement d'un pied diabétique chez un patient admis pour une plaie du gros orteil ; celui-ci s'était détaché pendant la nuit, et était resté enveloppé dans le pansement. La fonte purulente, indolore dans son cas car la sensibilité était amoindrie, avait d'abord touché la peau puis les tissus sous-cutanés et enfin l'os sous-jacent, et entraîné la chute de l'orteil tout entier. En effet, les plaies des pieds chez les diabétiques sont fréquentes et à surveiller de près, non seulement car ceux-ci sont plus sujets aux infections, mais aussi parce qu'ils ont des troubles sensitifs (perte de sensibilité) qui ne leur permettent pas de tirer la sonnette d'alarme à temps. Ce patient n'avait donc pas du tout souffert au moment où l'atteinte septique avait provoqué la perte de son orteil, et sa stupéfaction fut la même que la nôtre.

Violette était impressionnée par les tumeurs endocriniennes à l'origine d'une hypersécrétion d'une ou plusieurs hormones. Certains jours, on se croyait au cirque Barnum : les femmes à barbe (trop d'hormones mâles), les malades d'Addisson (problème surrénalien) avec une peau couleur céramique-terre cuite, les giganto-acromégales (hypersécrétion d'hormone de croissance) chez qui tout avait augmenté (les os, les muscles, le sexe…) et en particulier le menton devenu bogdanovien. Bertrand souffrait dans son stage d'hématologie à l'idée que des jeunes en pleine forme développaient en quelques mois un lymphome de Hodgkin.

Nous ne voyions pas le monde autour de nous. On ne dit d'ailleurs pas : « Je fais des études de médecine », mais : « Je fais médecine. » Parce que médecine, ce n'est pas juste des études. Comme médecin n'est pas juste un métier. Tout était empreint de nos études. On pensait médecine, on discutait médecine, on riait médecine, on rêvait médecine.

Déclarer que, la première année passée, tout roule sur des rails est une véritable hérésie. Les études de médecine sont si prenantes qu'elles nous maintenaient dans un curieux état d'immaturité. Pourtant, je voudrais tellement retrouver cette jeunesse et cette sensation de liberté.

Ceux qui parvenaient à nous supporter étaient médecins aussi, tous fous, il faut l'être assurément pour décider d'une vie pareille. Qui serait excité par une fille qui évoque avec délectation sa première ponction pleurale (retrait d'un liquide présent – de façon toujours anormale – au niveau d'une membrane recouvrant les poumons) ? Qui serait volontaire pour écouter des aventures chirurgicales d'éviscérations ? Quel prétendant vivrait au rythme des partiels de sa copine pendant autant d'années ? Et surtout, quelle jeune femme adorerait regarder son petit ami, qui sort de garde, dormir ? Sans compter l'angoisse que génère chez certaines personnes le fait d'évoquer les maladies.

Nous étions si unis et si différents de ceux qui entraient dans la vraie vie active. Nous discutions ensemble, nous mangions ensemble, nous révisions ensemble, nous baisions ensemble.

J'avais ressorti une vieille photo de promo. Je tapais leurs noms sur Google.

« Tu te rappelles d'Anne et de Marie-Martine ?

— Bien sûr, Marie est oncologue et Anne est journaliste médicale », précisait Adrian, mon meilleur ami, venu me rejoindre pour plonger dans le passé. On s'était rencontrés lors d'une séance de dissection en deuxième année, dans une odeur entêtante de formol.

Hélène qui apparaît aussi sur la photo est devenue chirurgien thoracique, elle vient d'être nommée chef de service. La belle Hélène, la plus intrigante d'entre nous, représentait le summum de la perfection. De longs cheveux noirs, lisses et épais, un regard de braise, écrasante de minceur et de talent. Toujours première même quand il n'y avait pas de classement. Elle ne buvait pas, ne fumait pas, elle savait faire refleurir ses orchidées, elle a inventé le bio. Elle maniait avec habileté le regard des hommes et ne voyait chez les autres femmes que des potentielles rivales qu'elle méprisait.

Nos blagues d'adolescents, nos fêtes, nos sorties. Tout était excessif et puéril chez nous.

Nous n'aimions pas le chef de service des urgences. Nous le savions absent pendant deux jours. Nous nous sommes procuré un pass et nous avons ainsi pu pénétrer dans son bureau pour y déposer… trois poules vivantes. L'un d'entre nous avait des parents qui vivaient dans une ferme. Avant le retour du chef de service à l'aube le lundi matin, les poules ont été récupérées. Elles avaient déféqué, volé, laissé des plumes et des œufs dans tout son bureau. Comme il en avait fait baver plusieurs générations d'externes et d'internes, il ne savait pas qui accuser. Il lui fallut plusieurs jours pour tout nettoyer – et aérer.

Avant une rave party mémorable, nous avions même dérobé le premier prototype de bouteille de protoxyde d'azote, qu'on dénomme aujourd'hui « MEOPA » (pour mélange équimolaire d'oxygène et de protoxyde d'azote). Il s'agit d'un gaz qu'on utilise pour des analgésies de courte durée : pansements ou gestes douloureux médicaux ou dentaires, prélèvements de sang ou de moelle osseuse, ponction lombaire… Il est merveilleusement efficace : on plaque le masque sur le visage, on ouvre la vanne, on voyage sur un nuage sans véritable perte de conscience contrairement à l'anesthésie. On ne ressent pas la douleur, et on a peu ou pas de souvenir de cet épisode, et ce sans se sentir confus après. On le nomme également « gaz hilarant », et pour cause, ni le cannabis, ni l'alcool, ni les psychotropes (volés par les étudiants en stage de psychiatrie) ne nous avaient jamais fait passer une aussi bonne soirée.

Notre quotidien se composait de moments intenses à apprendre à la bibliothèque universitaire, de stages pratiques où nous étions les premiers au charbon, et de gardes aux urgences.

Le midi et les soirs de garde, nous mangions en salle de garde.

Entrer dans la salle de garde de l'hôpital Cochin la première fois m'avait donné l'impression d'évoluer dans une BD humoristico-érotique grandeur nature. Un *Fluide glacial* géant, sale et incorrect. Je ne sais pas comment je réagirais maintenant si j'y retournais. Un temple de la régression et de la transgression avec des fresques à caractère pornographique du sol au plafond caricaturant les médecins qui viennent y déjeuner, parfois dîner, et décompresser.

Ils (elles) y sont représenté(e)s souvent nu(e)s avec des partenaires multiples, dans des positions acrobatiques. Ma surprise a été totale devant ces dessins incroyables : sexes en « réalité augmentée », fellations colorées, scènes historiques et mythologiques revisitées… Ils célèbrent un humour carabin, décalé et débridé. Passé le stade de la stupéfaction, je m'étais habituée à toutes ces obscénités qui appartenaient à mon environnement de l'époque.

Les salles de garde sont les réfectoires des médecins hospitaliers, hommes et femmes, qui le souhaitent (internes accompagnés de leurs externes, chefs de clinique, praticiens hospitaliers…). Ces lieux privés, réservés aux initiés, sont des locaux alloués par les directeurs d'hôpital. D'abord au XVIIIe siècle pour la corporation des chirurgiens qui vivent à l'hôpital, puis au XIXe siècle pour tous les internes, dont le statut venait d'être créé. Gilles Tondini, un photographe-auteur, a eu le privilège d'en parcourir et de les faire connaître au grand public au travers d'un recueil appelé *L'Image obscène*. De Gustave Doré à Cabu, des dessinateurs de renom y ont mis leur patte. Les fresques que les salles de garde recèlent ont d'abord célébré l'histoire de la médecine, puis la liberté d'expression et la liberté sexuelle – désormais manifestement au premier plan.

On y passe souvent un moment dépaysant mais rarement reposant. Un rituel rigoureux et étonnant habite ces salles de garde. Les tables sont disposées en U, les médecins y pénètrent exclusivement en blouse et s'assoient par ordre d'arrivée et seulement après avoir tapé sur le dos de chacun de leurs collègues déjà installés, en signe d'appartenance à leur confraternité. La nappe est un drap jaune citron de l'APHP sur lequel on s'essuie la bouche faute de serviettes. Personne n'est autorisé à parler de médecine jusqu'à ce que le café soit posé sur la table en fin de repas. Les médecins ne quitteront la salle qu'après avoir obtenu l'autorisation de l'économe.

L'économe est nommé pour un semestre renouvelable. Les internes changent en effet tous les six mois. Sorte de souverain intendant, il dirige ses administrés et fait respecter ces règles anciennes sous peine de la taxe, une sorte de gage désigné par le lancement d'une roue de loterie. Pour les plus chanceux, le gage consiste à chanter une chanson paillarde, pour d'autres à embrasser sur la bouche quelqu'un qui a été désigné, ou à mimer une position sexuelle devant la bruyante assemblée. Parfois, il s'agit de montrer ses fesses ou ses seins.

Ce cérémonial est à la fois ridicule et vulgaire. Mais, les médecins affectionnent l'autodérision et savent que ce sont les maladies qui tuent, jamais le ridicule. D'autre part, leur vulgarité y est assumée, affichée, souvent trop exposée. Elle en devient gênante à la longue. Le sexe fait partie de la vie, mais il n'y a pas que le sexe dans la vie. Certains (femmes ou hommes) choisissent d'ailleurs de ne jamais mettre les pieds en salle de garde. Et d'autres au contraire adorent y exhiber leurs seins, leurs fesses ou leurs testicules.

Il incombe à l'économe d'organiser les « améliorés », ou déjeuners haut de gamme à thème. Avec son équipe, il redouble d'inventivité pour faire passer un moment inoubliable à ses administrés. Les deux améliorés les plus incroyables auxquels j'ai assisté dans un hôpital pédiatrique étaient un amélioré normand avec la présence d'une vache devant l'entrée de la salle de garde de l'hôpital Saint-Vincent-de-Paul, et un amélioré provençal avec des chèvres parmi les convives ! Le collectif économal prépare aussi les « tonus », ou soirées de fin de semestre d'interne avec un déguisement à thème, le thème retenu pouvant être la tenue d'Ève ou d'Adam…

J'étais de garde pendant un de ces tonus un soir. Cette fois, alors que je poussais la porte de la salle de garde, je n'étais plus dans une bande dessinée porno mais bien dans un vrai porno, en chair et en os. Une partouze s'était apparemment improvisée au cours du dîner du tonus. Des corps nus étaient entrelacés sur les tables et sur le sol et se tordaient de plaisir dans tous les sens. J'ai battu en retraite sans manger tellement j'étais abasourdie, prétextant un appel des urgences. Je n'ai jamais pu l'avouer à qui que ce soit.

Force est de constater que ces moments d'allure peu romantique plaisent à certains. C'est aussi cela l'égalité entre les sexes, le partage d'envies et de désirs, même si au premier abord ils paraissent des plus médiocres.

Lorsque j'ai croisé un des chefs de clinique de chirurgie orthopédique au détour d'un couloir le lendemain, il a essayé de relativiser : « Écoute, je comprends que tu sois étonnée, mais garde ça pour toi, pas la peine de l'ébruiter. » Aucun risque que cela devienne un sujet de conversation, c'était un secret mieux gardé qu'un secret médical. De toute façon, personne ne m'aurait crue.

Hormis cet épisode singulier, la sexualité était courante lors de nos gardes. Dans le couloir des chambres de garde, quelques halètements de jouissance résonnaient régulièrement. Je ne sais pas si les médecins sont plus « chauds » que les autres, au point qu'ils ne parviennent pas à se retenir sur leur lieu de travail, ou si c'est juste parce qu'ils y passent quasiment tout leur temps.

Notre formation était longue et peu ou mal payée. Je travaillais en tant qu'aide-soignante en cancérologie, puis en tant qu'infirmière psy en secteur fermé à l'hôpital Sainte-Anne, les week-ends (comme de nombreux étudiants). Adrian, lui, dealait avec succès du shit à la sortie des universités parisiennes. Les jeunes consommateurs ignoraient qu'il deviendrait un jour un éminent psychiatre spécialisé en addictologie…

Un jour il a été dénoncé. Il avait tenté de vendre de l'herbe à la soirée point Gamma de l'École polytechnique. Il craignait d'être arrêté : non pas pour le délit en lui-même, mais parce que aucun cursus de médecin n'est envisageable sans un casier judiciaire vierge, dans le public comme dans le privé. Imaginez le tollé si on demandait que toutes les professions aient la même exigence…

Carole était grande et jolie. Elle était hôtesse dans les salons. Adrian la soupçonnait d'être également une prostituée occasionnelle, mais elle n'a jamais avoué. Elle a trahi il y a quelques années la promotion en s'inscrivant en master à l'Essec en sixième année pour travailler dans de grosses firmes pharmaceutiques sans jamais soigner directement des gens.

À Cochin, j'avais suivi mes premiers cours d'éthique médicale avec les professeurs Sicard et Kahn, que j'ai eu l'honneur de côtoyer et que, comme certains autres, je n'oublierai jamais. Être en médecine, c'est participer à son échelle à l'histoire de la vie, aux avancées de la science, anecdotiques ou non. Ainsi les tentatives de vaccination anti-HIV, la première trithérapie anti-HIV. Les premiers essais du miraculeux comprimé bleu commercialisé en 1996 sous le nom de Viagra. Comme de nombreux médicaments, c'est un des effets secondaires de la molécule sildénafil qui est à l'origine de son repositionnement. Cette molécule provoquait en effet des érections dans les services de cardiologie où on utilisait ce traitement antiangineux. Ce fameux Viagra a permis à de nombreux quinquagénaires et sexagénaires de ne plus avoir besoin de briser leur couple en courant des femmes plus jeunes pour être à nouveau stimulés. C'est en cardiologie qu'était né également le minoxidil, un antihypertenseur devenu un célèbre traitement de la chute de cheveux sous la forme d'une lotion. Les cardiaques les plus chanceux prenaient les deux molécules et avaient ainsi à la fois une repousse des cheveux et des érections.

Mais la communauté n'a qu'un temps, après on grandit, on devient adulte. On se fait retirer le petit tatouage de la fesse gauche réalisé quelques heures suivant les résultats du concours, et juste après s'être baignés nus dans les fontaines de la place de la Concorde.

Violette et Bertrand avaient même décidé de se marier. Adrian tortillait ses dreadlocks en signe de doute. Nous nous interrogions sur leur couple.

Alors qu'ils ne savaient jamais quoi prendre au restaurant et où partir en vacances, comment jurer de s'aimer toute une vie ? Pourquoi approuver cette forme légale d'enfermement ? Pour adhérer à la convention sociale ?

Nous avons pourtant accepté d'assister à leur mise en examen à la mairie du XIIIe, proche de chez eux. Ils se tenaient debout face à un représentant de l'État qui leur a déroulé leur sentence pendant plusieurs minutes. Mesuraient-ils alors le poids de la perpétuité ? Ils ont acquiescé, souriants, et l'assemblée les larmes aux yeux les a félicités.

Il nous fallait aussi finir par choisir quel métier exercer en fonction de notre classement au second concours, celui de l'internat, imaginé il y a des années afin d'aggraver le numerus clausus et d'entraîner à terme une pénurie de médecins sans précédent.

Généraliste ? Trop lourd, trop compliqué de passer d'un organe à l'autre sans souffler, trop prenant.

Cardiologue ? Le cœur, organe noble de la vie, spécialité très intéressante. Mais difficile et avec des gardes trop nombreuses.

Gastro-entérologue ? Non, opposait Bernard, trop empreint d'excréments et de liquides biologiques de couleur douteuse.

Radiologue ? Pour être consigné dans un local sans fenêtre au sous-sol à interpréter des images dans une semi-obscurité ?

Chirurgien esthétique ? « Les chirurgiens esthétiques que j'ai rencontrés ont tous la même attitude, notait Violette. Ils apprécient votre naturel et réfléchissent à ce qui pourrait l'améliorer. Ils sont agaçants. Ils ont une haute image d'eux-mêmes. Les en-têtes de leurs ordonnances sont stéréotypés : un logo original basé sur leurs initiales. » Oui sûrement. Mais quel beau métier d'embellir les gens. « Je n'aime pas les généralisations sur les médecins, Violette, ils nous desservent », répondis-je.

Psychiatre ? Pénétrer l'esprit des gens, découvrir ce qui se cache en chacun. « Trop contemplatif, rétorquait Grégoire qui rêvait d'être chirurgien depuis la première année. De plus, être psychiatre déborde sur la vie privée. Les psychiatres analysent toutes les remarques, dissèquent toutes les relations. Ils coupent les cheveux en quatre. Ils essaient d'établir le profil psychologique de tout le monde. »

Et pourquoi pas dermato ? « Parce que c'est dégueulasse, s'étonnait Adrian. La peau qui suinte, le pus, les boutons, les odeurs… Beurk. »

À Cochin, la star de la dermatologie se nommait Jean-Paul Escande. Écrivain, professeur de médecine. De nombreux patients atteints du sida étaient hospitalisés dans son unité, notamment pour des sarcomes de Kaposi cutanés, fréquents à l'époque, des tumeurs marron très voyantes, comme celles de Tom Hanks dans le film *Philadelphia*.

« Ça va pas, tu vas être prise pour une esthéticienne ! Les gens ignorent que les dermatologues sont des médecins, ils croient qu'ils ont fait des études d'esthétique », me rétorquait Violette. Les médecins ont terriblement besoin de légitimité. Non pas qu'ils soient forcément méprisants, mais ils ne supportent pas les confusions.

Gynécologie ? C'est une spécialité trop dépendante de nos affects. J'avais vécu en service de gynécologie un épisode atroce. La parturiente installée, son mari à ses côtés, prête à la délivrance, ignorant la possibilité d'une fin malheureuse et l'arrivée d'un bébé malformé, cyanosé, pour lequel il fallait décider en une fraction de seconde entre assister à sa mort et le réanimer, au risque de le laisser vivre dans des conditions très difficiles. Le chef de service de gynécologie avait tranché et poussé d'un coup de coude le réanimateur pédiatrique afin qu'il ne tente pas de le rattraper. Les deux voulaient éviter l'irréparable, ne sachant pas s'il valait mieux un deuil ou une vie gâchée.

Entre la splendeur d'une naissance et l'horreur d'un accouchement qui se termine mal, je n'avais pas les nerfs assez solides. C'est la plus belle spécialité médico-chirurgicale, mais j'avais décidé que ce ne serait pas la mienne.

C'était en gynécologie que j'avais rencontré Alexandre. Au bloc opératoire, autour d'un abcès chez une jeune femme récemment « césarisée ». Tandis que les brigades antiavortement manifestaient en agitant des banderoles devant le service, menaçant de s'enchaîner au bloc. Il était habillé en « stérile » avec son masque et sa casaque verts. Je ne distinguais que ses magnifiques yeux clairs assortis à sa blouse et sa silhouette de beau gosse.

Jusqu'au XXe siècle, les blouses chirurgicales étaient blanches, pour un lavage et une désinfection plus aisés, mais les cellules rétiniennes, notamment les cônes, ont besoin d'être reposées en fixant une autre couleur que le rouge sang. D'autre part, le bleu et le vert sont plus apaisants pour les opérateurs que le blanc. Un pyjama de forçat aurait sans doute été plus approprié eu égard aux conditions de travail des chirurgiens et des anesthésistes, mais c'est le vert, ou le bleu, qui a été adopté.

La voix grave d'Alexandre a retenti dans le bloc : « Sutures à la peau, comptage des compresses ! » On s'assurait qu'aucune compresse n'eût été oubliée avant la fermeture des parois. Il jeta alors son masque, découvrant son beau visage, et sa casaque dans la poubelle du bloc avant de sortir.

Dire que je n'avais jamais revu Alexandre depuis son départ à l'étranger il y a des années, je voulais tellement le retrouver.

De l'autre côté du brancard

Pendant mes stages, j'ai appris les différentes techniques de petite chirurgie, mais ce jour-là, j'étais en difficulté. Je commençais avec beaucoup de peine à opérer une lésion hypervascularisée du cuir chevelu d'un patient d'une cinquantaine d'années. Je sentais les gouttes de sueur perler sur mon front et s'écraser sur le champ opératoire. Puis une suture a lâché, puis une deuxième… Je n'arrivais pas à faire l'hémostase ; le sang giclait façon geyser. Malgré un bon jeu de jambes travaillé aux urgences, je n'ai pas pu éviter les éclaboussures de sang sur mes nouvelles chaussures en daim fauve.

J'ai supplié avec une tête d'enfant démuni le chirurgien de la salle d'à côté de me venir en aide. « Ben alors, on ne sait plus faire un point en X ? » J'ai fait abstraction de sa petite remarque moqueuse et paternaliste, mais pas, me semble-t-il, sexiste (le filtre de #MeeToo me pousse régulièrement à m'interroger sur les caractéristiques des commentaires des hommes – en l'occurrence, j'en suis certaine, il aurait ironisé de la même manière avec mon collègue masculin). Heureusement, le patient n'a pas été effrayé par mes tergiversations et par nos échanges. Il comprenait que je passais une mauvaise journée. Tentant de me consoler, il m'a même raconté : « C'est la loi des séries, docteur, comme le jour où ma femme m'a quitté. Je suis descendu au café me détendre, j'ai posé mon sac à mes pieds et on me l'a dérobé. »

Après cela, il y a eu cette déléguée médicale que je connaissais déjà, présentant toujours une toxine botulique mais ayant apparemment changé de laboratoire. Si son discours restait le même avec ce nouveau produit, il annulait *de facto* son discours précédent. Rapidement, je n'ai plus rien compris à ce qu'elle déblatérait. Des frissons m'envahissaient, tout devenait flou.

Elle s'est (enfin !) levée et je me suis précipitée pour aller vomir à l'instant où elle claquait la porte. Je n'ai pas arrêté jusqu'à mon domicile. Rentrer m'a paru un chemin de croix. Les vomissements fonçaient et s'épaississaient. Trop épuisée pour réfléchir, je n'ai pas imaginé qu'ils signaient l'existence d'une occlusion intestinale (interruption de l'évacuation des selles par une obstruction prolongée au niveau des intestins, d'où une évacuation haute). Je me demandais juste naïvement ce que j'avais pu manger.

Aliza, ma grande sœur, a planté le conseil d'administration de sa boîte, puis ses enfants et son mari pour me porter secours. Elle a appelé SOS Médecins. Entre deux spasmes, j'ai balancé au médecin arrivé rapidement à mon chevet : « J'ai une de ces gastros ! » Je l'ai induit en erreur avec mon diagnostic supposé. Cette première interaction soignant-patient (que j'étais devenue) est si déterminante. Une consultation courte, à domicile, sous les yeux de ma sœur, avec notre présomption de non-gravité à tous les deux. Le tableau était bâtard : une symptomatologie assez pauvre, un ventre sensible mais toujours dépressible... Toutes les conditions étaient réunies pour l'égarer. Et il s'est effectivement laissé égarer.

Il m'a injecté un antiémétique (antivomitif) par voie intramusculaire et nous a dit de le rappeler en cas d'aggravation.

Je me suis couchée couverte de sueur, les contractures se rapprochaient jusqu'à ce que mon ventre se soulève, durcisse, se déchire et explose. Je me sentais partir. L'intensité de la douleur et les hurlements de ma sœur m'empêchaient de penser à la mort. Soudain, une interruption momentanée des programmes comme dans les années 1970-1980 lorsque la mire (grand cercle composé de carrés et de rectangles gris et colorés sur des petits carrés) occupait tout l'écran de la télé profonde.

J'ai rouvert les yeux sur un bruit familier de sirène. Les lumières dansaient dans l'ambulance. La belle voix calme du réanimateur du Samu penché sur moi s'adressait à ma sœur : « Ça y est, je l'ai récupérée. » À ce moment précis débutait à la fois un passage étrange, terrifiant et enrichissant de ma vie : mon arrivée aux urgences en coma vigile. Consciente mais totalement dépendante. Je m'entendais gémir et faire se tourner les têtes vers mon brancard. J'étais devenue leur priorité absolue, les soignants se ruaient sur moi, oubliant les autres malades.

Je distinguais des silhouettes blanches s'agiter. Aliza, digne, peu habituée aux hôpitaux, se tenait à mes côtés.

Bombardée de questions, elle hésitait. « Elle a des antécédents digestifs ? Pourquoi elle n'a pas consulté avant ? Depuis quand souffre-t-elle ? Pourquoi vous n'avez appelé le Samu que maintenant ? » Elle se sentait acculée, elle culpabilisait.

Pour ma part, je comprenais ce qu'on me disait mais je ne parvenais à émettre que des grognements inaudibles. Mon corps d'épave déshydratée s'était détaché de mon esprit qui continuait à peu près de fonctionner, malgré la maladie et la morphine. Ma voix intérieure faisait les questions et les réponses.

Pourquoi l'infirmière me hurle-t-elle dessus ? Parce qu'on ne peut pas s'empêcher de le faire lorsqu'on s'adresse à un comateux. Même si c'est beaucoup d'efforts pour peu de résultats. On espère un éveil. La voir s'époumoner ne m'a pas permis de lui répondre davantage.

Pourquoi cette urgentiste me palpe scrupuleusement les seins ? Pour rechercher des seins gonflés de grossesse. Parce que le premier diagnostic à évoquer devant des douleurs digestives chez une femme en âge de procréer est la grossesse extra-utérine.

Pourquoi les soignants évoquent-ils mon cas devant moi ? Ne pas parler ne signifie pas ne pas comprendre.

Dans le fond c'est vrai, nous les soignants discutons souvent entre nous du malade, conscient ou non, en sa présence, sans présumer de son ressenti. Je tendais l'oreille : désordres hydro-électrolytiques importants, septicémie, début de choc septique, avis du chirurgien digestif et du responsable du service d'unité de soins intensifs à prendre après les différents examens, la catastrophe quoi… Puis le défilé des externes, les étudiants de la quatrième à la sixième année, tels des vautours rôdant dans la Vallée de la Mort. Jamais très rassurant. Ils avaient tous accouru aux urgences parce que j'étais un cas intéressant. Ils voulaient examiner le fameux ventre de bois de la péritonite, le ventre bloqué signant un arrêt du transit des matières et des gaz : pas de selles, pas de gargouillis, pas de pets, le ventre figé.

Après mon scanner abdominal, Pedro, le jeune interne de chirurgie digestive, est entré dans le box de déchocage (un box des urgences adapté aux chocs, utilisé pour les patients graves avec un chariot de réanimation à portée de gants et une ambiance sonore de bruits d'appareils de surveillance). Je gisais sur mon brancard avec un cathéter dans chaque pli du coude pour perfuser des solutés de réhydratation et des antalgiques (antidouleurs) majeurs. J'aurais tant aimé le rencontrer dans d'autres circonstances…

« Alors, vous avez compris ce que vous avez ? » On avait dû lui indiquer que j'étais médecin. Moi, j'aurais simplement évoqué un calcul biliaire ayant mal évolué, je ne savais pas apprécier la gravité de ma situation. J'ai tourné maladroitement la tête vers lui. Je n'ai pu produire qu'un bruit incompréhensible en guise de réplique.

« C'est un abcès appendiculaire qui s'est rompu dans la cavité abdominale, d'où péritonite massive puis septicémie. » Il a achevé ma sœur. Peut-être a-t-il été trop brutal dans ses explications, peut-être est-ce sa façon d'être, peut-être n'avait-il pas le temps de faire dans la dentelle. J'ai hoché la tête.

Je n'avais pas fait les choses à moitié : au lieu d'une crise d'appendicite aiguë de base à huit ans, je faisais à l'âge adulte une septicémie (infection généralisée) dont le point de départ était cet organe de malheur inutile sauf pour les questions d'internat.

Il posa sa main sur mon épaule, déjà ça. « C'est une urgence absolue, nous descendons au bloc tout de suite si vous êtes d'accord. » J'ai hoché de nouveau la tête. Bien sûr que je suis d'accord, fit ma voix off.

Les médecins, sauf les hypocondriaques, n'imaginent pas se retrouver un beau jour de l'autre côté du brancard. J'étais désormais équipée d'un bracelet avec un code-barres façon poulet d'élevage. C'est une expérience mémorable, elle induit un « reset ».

Va te laver les mains, mets ta casaque et ton masque stériles qu'on en finisse, poursuivit ma voix off à l'intention de l'interne de garde en chirurgie digestive. Aliza, toujours très malhabile : « Mais tu n'es pas inquiète de l'anesthésie générale, tu sais que ça va bien se passer ? Les anesthésistes maîtrisent de mieux en mieux. » Elle se rassurait.

« Je vous enlève votre piercing du nombril et ceux des oreilles », lança l'infirmière du bloc. Les derniers stigmates de ma rébellion d'étudiante attardée disparaissaient…

« Tu as le dernier iPhone ? » demanda un brancardier à une aide-soignante. J'écoutais sagement les conversations du personnel, à la recherche du moindre indice capable de m'apaiser. En vain. « Pensez à un moment agréable », me sommait l'infirmière anesthésiste en me posant le masque sur le visage. Oui, facile dans mon état… Mais j'ai suivi son conseil. J'ai fermé les yeux et j'ai réfléchi à tout ce que je ferais si je m'en sortais, à qui je reverrais. Et j'ai vu le visage d'Alexandre avant de sombrer.

« Réveillez-vous ! Bonjour, ouvrez les yeux ! »

Qui me parle, où suis-je ? répondit ma voix intérieure. Au paradis ?

Non, j'ai mal donc je suis vivante. Avec deux drains de chaque côté de mon abdomen. Et j'ai reconnu les draps jaune citron de l'APHP. Non, pas au paradis, retour à la case départ. À l'hôpital public. On a tous besoin de l'hôpital public, on finit toujours par y revenir.

« Je suis le docteur McBurney, chirurgien viscéral. On n'est pas passés loin de la catastrophe. On a réussi à vous opérer sous cœlioscopie, mais ça a été dur, on a découvert une tonne de pus. » Il me désignait les réceptacles collectant le liquide opaque et nauséabond qui s'écoulait des drains. Les chirurgiens ont un détachement naturel et nécessaire vis-à-vis des liquides biologiques et des morceaux humains. « Il nous a fallu sept heures. Je passerai vous voir demain matin. » Il n'avait jamais pris de cours de diplomatie mais au moins son message était limpide. Je me suis rendormie.

À peine quelques heures plus tard, une fois que j'ai été installée dans ma chambre en service de chirurgie digestive, le passage éclair à l'aube de l'équipe des chirurgiens. « Alors vous allez mieux ? » Je pète la forme, a ironisé ma voix off. Puis j'ai essayé d'ouvrir la bouche et un mot perceptible est enfin passé : « Merci ! »

Je reste certaine que c'est cette reconnaissance qui manque aux médecins. Outre la charge de travail colossale qu'ils endossent, et des conditions de travail qui se sont dégradées, les reproches des patients parviennent plus souvent à leurs oreilles que les remerciements ou les applaudissements.

« De rien, remettez-vous bien ! On revient en fin de matinée. »

Comme j'étais faible et flanquée de quatre tuyaux, deux élèves infirmières m'ont gentiment aidée à faire ma toilette. Je me complaisais dans cette sorte de dépendance régressive, quasi infantile. Lorsque j'ai pu me lever seule, je me suis promenée à moitié nue, comme si j'avais perdu toute notion de pudeur.

Mes yeux se refermaient. J'étais dans un monde doux et délicieux, celui de la morphine.

Je recommençais à transpirer. Je me suis résolue à déranger l'infirmier en le sonnant tel mon valet. Il a vérifié ma température : 38,5 °C. Quand Pedro, l'interne hidalgo, est revenu, il ne paraissait pas étonné, il m'a dit qu'en postanesthésie, la thermorégulation revenait petit à petit. Pas de nouvelle hémoculture (recherche de bactéries dans le sang). Sceptique (ou septique sans *c*), je n'ai pas tenté de l'influencer. De toute façon, j'étais sous antibiotiques depuis le retour de l'intervention et j'étais surveillée comme le lait sur le feu.

Au bloc, des prélèvements infectieux, notamment bactériologiques, avaient probablement été réalisés. Les premiers résultats seraient disponibles en douze à vingt-quatre heures, afin d'avoir la certitude que l'antibiothérapie débutée de façon empirique était bien adaptée aux bactéries présentes dans mon abdomen putride.

Grande visite le lendemain matin du Très Grand Chef, qui possède sa place de parking attitrée juste en bas et dont le nom est écrit en énorme à l'entrée du service. Un professeur, un agrégé. Tout le monde au garde-à-vous et sapé comme jamais. Pas de pyjama vert soutenu et de sabots de bloc (les ancêtres des Crocs), mais une chemise bien repassée, un pantalon de ville. Les dossiers des malades mis à jour et rangés.

« Alors, ici, qu'est-ce qu'on a ? » Le Très Grand Chef m'a à peine saluée et fixait Pedro. Le jeune interne a décrit soigneusement mon cas en détaillant également des éléments paracliniques que j'ignorais (hyperleucocytose à 30 000 neutrophiles, c'est-à-dire une augmentation monumentale du nombre de globules blancs, signe d'une infection majeure, CRP marqueur de l'inflammation à 70 fois la normale...). Le Très Grand Chef a alors rappelé à l'assemblée (cinq ou six externes, quatre internes, deux chefs de clinique, deux infirmiers) qu'il s'en était fallu de peu, histoire de me remuer le bistouri dans la plaie. Puis, il s'est arrêté sur les constantes : tension artérielle, température... Remarquant qu'elle était toujours supérieure à 38 °C, il a ordonné à Pedro de sortir de la chambre avec lui, comme pour faire des remontrances à un gamin. Je l'ai entendu hausser le ton dans le couloir.

« Tu as récupéré la bactério de ta patiente ? Les hémocultures faites aux urgences ? Les prélèvements faits au bloc ? » J'ai bien peur qu'il soit en train de se faire « déchirer » devant la jolie Yoko, sa jeune collègue japonaise qu'il convoitait. Quand Pedro est arrivé dans ma chambre seul et penaud en fin de visite, il m'a informée qu'il venait de changer les antibiotiques. En effet, c'était ce que je craignais. Les bactéries digestives résistaient au premier antibiotique, la fièvre ne baissait pas, seul un antibiotique vraiment plus puissant parviendrait à les éradiquer.

Les après-midi à l'hôpital sont réservés aux visites des proches. Après mes deux sœurs et Adrian, mon meilleur ami, ma tante Anna m'est malheureusement tombée dessus, les bras chargés de strudel. Le teint diaphane, les yeux verdâtres, jamais un sourire, jamais un mot gentil. Chez tata Anna, derrière chaque phrase ou chaque attitude, même les plus anodines, on perçoit une hostilité. D'abord, elle est arrivée en se plaignant, avec une description précise de ses maux du moment : mal au dos, fatigue (la méchanceté épuise, sans doute)... Ce qui m'a donné l'idée de la blague suivante : À quoi reconnaît-on une Ashkénaze (ou juste une Slave) venant visiter un malade à l'hôpital ? C'est elle qui se plaint à sa place. Je me suis rendormie perdue dans sa logorrhée.

« C'est vous la patiente chez qui je dois contrôler si elle a des selles ou non ? » Le délicieux accent antillais de cette aide-soignante représentait beaucoup pour moi, il a bercé tous mes stages hospitaliers, il sent bon la confiture de coco du tourment d'amour, un gâteau antillais que j'aime particulièrement.

« Oui, je crois que c'est moi, et non pas encore.
— D'accord, je le note, pas de transit à la 505. »

Et puis les jours passaient, les nausées persistaient. Combien de temps encore ? « Il faut que tout se mette en place », m'a répondu Aurélie, une interne du service. Le genre de phrase vague qui sert de réponse quand on n'en a pas d'autre. Tous les médecins en usent tôt ou tard pour ne pas dire : « Je ne sais pas exactement, vous verrez », ce qui serait plus mal accueilli.

« On va vous transporter à l'échographie de contrôle, m'a prévenue un brancardier en m'aidant à m'installer avec mes tubes sur un fauteuil roulant.

— Ah oui, très bien, le rendez-vous est à quelle heure ?

— Entre 8 h 30 et 12 h 30. »

Pas plus de précision. L'hôpital public changera-t-il un jour ou estime-t-on qu'il n'en est nul besoin ? Il ne doit son salut qu'à un personnel soignant de qualité qui fait oublier ou accepter toutes les insuffisances.

Je continuais à me promener à moitié déshabillée sans être affectée par le regard des autres, je ne savais plus rien faire toute seule et cela m'était égal. Je devais réapprendre à manger, à faire un vrai caca. Je n'étais pas, ni pour moi ni pour le personnel, un médecin malade, j'étais la patiente de la chambre 505 entrée pour choc septique sur péritonite appendiculaire.

Comme lors de tout séjour à l'hôpital, la régression, la dépendance, l'éloignement de la vie réelle. Pas de notion du temps, pas d'horaires, pas de réflexion propre, pas d'objectifs sauf ceux fixés par les soignants, tout est centré sur la pathologie. Ce phénomène s'observe quel que soit le motif d'entrée et même chez des jeunes patientes, d'ordinaire tirées à quatre épingles, lors de leur passage en maternité. Elles se baladent en nuisette y compris lors des visites de leurs collègues ou de leur famille.

J'aurais adoré garder plus longtemps ma pompe à morphine. Elle n'était plus nécessaire et je commençais à trop bien m'y accoutumer.

« Je viens vous enlever les drains », m'a annoncé un beau jour l'élève infirmière qui avait choisi mon histoire pour son mémoire. Je paniquais à l'idée de voir ces deux gros tuyaux sortir du fin fond de mon ventre. « Ne vous inquiétez pas, fit le docteur McBurney, ça ne fait pas très mal. » Je me suis contentée de cette expression faussement rassurante. J'étais déjà très reconnaissante à ce chirurgien. Si j'avais pu lui offrir un salaire de consultant ou lui ériger une statue, je n'aurais pas hésité.

Puis j'ai eu le compte-rendu anatomopathologique des prélèvements biopsiques réalisés dans mon abdomen au bloc opératoire (c'est comme une autopsie mais sur des morceaux vivants). Même si je n'avais pas jusque-là de fétichisme verbal, l'expression « cellules bénignes » signant ma résurrection complète en est devenue un.

De retour chez moi, j'ai dû faire appel à la micro-nutrition et à la kiné pour finir par ne plus sentir cette pesanteur abdominale résiduelle, mais le chirurgien avait rempli sa part de travail, il avait retiré mon appendice abcédé. Il m'avait réparée. Je lui dois une gratitude éternelle et une caisse de Ruinart rosé millésimé.

J'ai décidé de me remettre vite sur pied et de ne plus jamais me plaindre de vieillir. Être face à sa propre mort n'est jamais anodin. Mais céder au pessimisme et à la mélancolie m'a semblé une option trop inconfortable. J'ai repris goût aux plaisirs simples de la vie, petit à petit. Je ne voulais pas laisser la tristesse se calcifier.

J'ai recommencé à boire du café serré. J'ai apprécié un aïoli et je l'ai fini. Je suis allée courir sur la plage de Deauville sans l'accord préalable du chirurgien.

Si on m'avait dit qu'un jour j'aurais une deuxième chance… Je me serais imaginé devenir mystique ou enrôlée dans quelque mission humanitaire. Me fixer des objectifs de vie et les suivre. Voir plus souvent ma famille et mes amis. J'ai plutôt griffonné une liste longue comme le bras de mes envies : achats en tout genre – puisqu'il faut mourir, autant avoir profité des belles choses. Escarpins à la semelle rouge, sacs matelassés à chaînes hors de prix, voiture de sport… Ainsi que la liste des pays que je voulais visiter avant mon décès définitif. Revoir Jérusalem. Connaître l'Asie et en particulier le Vietnam, la Chine, le Japon. Amadouer un médecin pour qu'il me prescrive du cannabis thérapeutique contre mes douleurs abdominales. Puis des idées encore plus loufoques pour changer d'apparence, devenir quelqu'un d'autre. Me teindre en blond platine, me faire tatouer le symbole de l'infini.

Surtout, contre toute attente, au lieu de mieux vivre au présent et de dévorer le futur, j'ai regardé dans le rétroviseur. J'ai décidé de faire le bilan. Je me suis tournée vers mon passé. Pour m'assurer de n'avoir rien oublié. Je voulais tout vérifier à la façon d'un vacancier quittant sa chambre d'hôtel après un long séjour. Les placards, la salle de bains, sous le lit. Je cherchais ce que j'avais égaré ou mis de côté toutes ces années et que je souhaitais retrouver. Je réfléchissais.

On était le vendredi 13 novembre 2015. Il faisait beau. Un événement bouleversant s'est brutalement invité dans mon introspection. Les attentats des terrasses de Paris, de Saint-Denis et du Bataclan. Le chaos. La rapidité et l'humanité de la réponse du personnel soignant à cette barbarie ont fait aussi écho à mon passé.

Ces attentats m'ont rappelé l'attentat que j'avais vécu, celui du RER B en décembre 1996. Il y avait eu un accident à la station Port-Royal, on évoquait alors un incendie au vu du nuage noir toxique qui s'en dégageait. C'était il y a plus de vingt ans.

Depuis tout a changé. Maintenant, l'image précède le fait, avant c'était tout le contraire. À l'époque, pas de smartphone, pas de BFM TV, pas de Brut en direct, pas de biographie immédiate, ni de photo des suspects, pas de relais d'information précis en temps réel. Uniquement des témoins oculaires. Il fallait attendre le Masure de 20 heures pour connaître tous les éléments et entendre prononcer le mot *terrorisme*. Un attentat dont on a largement soupçonné qu'il s'inscrivait dans la vague des attentats de 1995.

J'étais de garde aux urgences de Cochin avec la belle Hélène et Adrian ce jour-là. Cet événement tragique était notre première expérience avec la médecine de catastrophe. On a vécu l'arrivée anarchique des blessés. Ceux à trier (il faut toujours distinguer, surtout dans ces circonstances, les blessés urgents et les blessés légers). Ceux à ventiler (ils étaient asphyxiés par la fumée de la bombe artisanale), ceux à suturer, ceux à panser. Nous étions fiers d'avoir apporté notre contribution et notre motivation dans ces circonstances hors norme.

Quand on est médecin, on est médecin tout le temps, au cinéma, dans la rue, et même à ce moment-là…

La médecine dans la peau

Les fidèles remplissaient la synagogue en cette fin de Yom Kippour, jour du grand pardon. Le jour, où, très schématiquement, pour les Juifs, Dieu va décider de l'inscription, ou non, de chacun sur le Livre de la vie.

Solidement campés, concentrés sur leur livre, ils se secouaient régulièrement et avec ferveur autour d'un axe, d'un côté puis de l'autre ou de l'arrière vers l'avant. Je ne sais pas si ces mouvements rendent plus efficaces les prières.

Ce jour de chants et de jeûne se terminait après vingt-cinq heures d'efforts sur la lecture lors de l'office de Neïla. Il commençait à faire lourd, les odeurs se mélangeaient, quelques discussions et cris d'enfants couvraient la voix du rabbin, fatiguée, un peu déraillante mais déterminée.

Je n'ai jamais pu suivre en entier ce joli passage parce que, chaque année, je me sens obligée de m'occuper des victimes de malaise, succombant à la chaleur et à l'hypoglycémie. Non pas que j'aie une âme de héros, non pas que je sois le seul médecin, mais ma famille est toujours la plus prompte à me dénoncer lorsque fuse un : « Y a-t-il un médecin ? » en lançant un : « Allez, vas-y Flora ! »

Cette année-là, le rabbin lui-même avait dû s'interrompre pour poser cette question à l'assemblée, un adepte venant de s'effondrer inconscient à ses pieds, les bras posés sur la poitrine.

J'essayais donc d'atteindre le côté des hommes, les femmes et les hommes étant séparés en ce lieu. Je ne sais pas non plus si cette séparation rend la prière plus efficace.

Le pauvre homme d'une cinquantaine d'années a été déplacé jusqu'à une zone plus respirable. Je me suis précipitée avec un confrère afin de lui porter secours. Sur mon trajet, des femmes m'ont gentiment donné pour lui gâteaux au miel, compotes et jus de fruit. Il n'a pas eu l'occasion d'y goûter.

Pas de sueurs, une peau sèche et froide, des lèvres cyanosées. Ses proches commentaient, inquiets. Un défibrillateur nous a été apporté. Le Samu était prévenu, une ambulance allait arriver.

Pas de son, pas d'image, pas de pouls. Regard furtif vers mon confrère qui poussa d'un geste de la main droite le défibrillateur, devenu inutile devant cet arrêt cardio-respiratoire. Nous avons débuté le massage cardiaque à tour de rôle, de toutes nos forces.

Le rabbin poursuivait du mieux qu'il pouvait la fin de son office. Les hommes avaient tendu les tissus de leurs châles de prière au-dessus de leurs têtes et de celles de leurs familles.

Puis, trois bruits ont stoppé net le recueillement de l'assemblée : d'abord mon hurlement, parce qu'on venait de récupérer un pouls et un tout petit début de respiration, puis la sirène de l'ambulance s'approchant, et enfin la sonnerie du choffar (corne de bélier dans laquelle on souffle) marquant la fin du Yom Kippour et l'arrêt du jeûne.

L'homme a été transporté en unité de soins intensifs cardiaques, tout juste revenu à la vie. Un moment de bonheur pur et simple comme ouvrir un Barjavel ou voir Mbappé arriver sur la pelouse du Stade de France sous la clameur des supporters. Cette impression de victoire est toujours aussi incroyable. La première fois qu'on réanime quelqu'un, c'est comme la première fois qu'on fait l'amour, on s'en souvient toujours. Être un faiseur de miracles est un aspect de la médecine que j'ai toujours adoré.

Nous étions si soulagés avec mon confrère, et si à jeun, que nous avons bu le vin sucré offert par les officiants jusqu'à tituber. Qu'importe le flacon, pourvu qu'on ait l'ivresse, le mauvais vin enivre autant que le bon.

J'étais rentrée en me demandant ce que pouvait bien signifier d'avoir frôlé la mort en ce jour de Yom Kippour, si l'homme avait été pardonné, si Dieu lui avait accordé un sursis... Ma famille, très fière, m'attendait alors pour commencer à dîner.

C'est pour ces moments-là que je suis devenue soignante. Pas pour la gloire : la gloire n'y est, somme toute, que dérisoire et provisoire, mais intéressante. Je ne serai jamais Prix Nobel de médecine. Pas pour la reconnaissance populaire. Je ne serai jamais star de télé ou des réseaux sociaux. Pour ma satisfaction personnelle. Pour que ma vie ait un sens. Pour être utile. Comment savoir si le bonheur de soigner des gens impose vraiment autant de sacrifices ?

La dermatologie ne passe pas toujours pour une spécialité éclatante ou héroïque, mais elle concerne tout le monde et elle me satisfait. Dès que j'arrive quelque part, on me dit toujours que je tombe bien, sans doute pour mes connaissances en termes de boutons plutôt que pour ma bonhomie naturelle.

Mon internat et mon clinicat enfin terminés, j'ai ouvert mon cabinet en plein Paris pour récolter ce que j'avais semé toutes ces années. Lorsqu'on choisit la médecine libérale, comme je venais de le faire, on se réjouit de quitter l'usine à gaz qu'est l'hôpital public pour un lieu plus confidentiel. Mais plusieurs appréhensions se dessinaient.

La première est la confrontation avec le patient. L'individu, pas le cas médical contenu dans une pochette kraft estampillée APHP. Pas de passage furtif avec la visite de l'équipe soignante dans les chambres sans saluer ni sourire au patient. Pas d'équipe autour de vous pour annoncer le diagnostic à votre place ou vous aider. Pas de gentille infirmière expérimentée pour choisir et faire le pansement pour vous.

Vous êtes seul(e) face au malade. Seul(e) à donner votre appréciation sur son motif de consultation et sa pathologie, seule à l'écouter. Seule face à ses angoisses, ses secrets. Vous partagez son intimité sociale, socioprofessionnelle, physique. *A fortiori* en dermatologie. Les patients se mettent nus et se mettent à nu.

La pudeur dermatologique

La notion de pudeur est importante chez le dermatologue. Ce n'est pas de la coquetterie, qui est une fiction de la pudeur, ce n'est pas de la dignité, qui n'est qu'un maintien sans dimension esthétique. Il ne faut pas non plus confondre décence et pudeur : la décence, c'est de la bienséance, de la pudeur prescrite. La pudeur est une vertu émouvante, une gêne presque touchante.

Ainsi, la pudeur est mise à mal à l'hôpital comme dans nos cabinets. Heureusement, nous usons du tact dermatologique. Nous prenons des gants. La pudeur, c'est ce désir de garder pour nous certains pans de notre âme, de nos corps, de nos vies. En effet, il ne s'agit pas ici que de la nudité du corps, les histoires se découvrent également. À l'hôpital, l'individu devient patient, l'objet de tous les regards, vulnérable, sans intimité ; on y est observé, sans être observé comme un être humain.

La pudeur est une honte potentielle, la honte est un déshonneur avéré, comme l'exprime si bien le philosophe Éric Fiat[1]. Cette « dégénérescence » arrive vite

1. Éric Fiat et Adèle Van Reeth, *La Pudeur*, Plon, 2016.

sous la lumière crue des néons d'une chambre d'hôpital ou en cabinet, les yeux des soignants rivés sur un corps objectivé.

Notre regard dermatologique doit être un regard neutre pour que la scène ne soit pas obscène. Sans ce tact dermatologique, la honte possible se cristalliserait et la pudeur virerait ainsi en honte. Il faut varier la lumière, ne pas faire se dévoiler le corps dans son entier, découvrir une partie, puis une autre, toucher sans toucher, regarder sans regarder, ni trop ni trop peu. Lorsque l'on n'est pas assez regardé, on n'a pas l'impression d'exister en tant qu'être humain.

Est-il si naturel de se déshabiller devant un médecin ? Lorsque j'avais 18 ans, la secrétaire de mon gynécologue me demandait d'enlever mes sous-vêtements et de m'installer (en position gynécologique sur le fauteuil d'examen) avant qu'il arrive, sans doute pour lui faire gagner du temps. Avec du recul, je ne comprends pas l'attitude de ce médecin. Alors que tout est difficile pour un patient en consultation. Difficile de se mettre en sous-vêtements (ai-je la bonne culotte ? suis-je bien épilée ?), difficile d'exhiber son anus dont on ne sait pas dans quel état il va se trouver à ce moment précis.

Quel que soit l'âge, se dénuder ne doit pas être forcé mais consenti. On ne baisse pas sans prévenir, et sans avoir leur approbation, la culotte ou le slip des enfants, même en présence des parents, ou des adultes concernés. On n'observe pas les muqueuses génitales, on ne déplisse pas les grandes lèvres, on ne touche pas les testicules sans explication préalable.

Et la notion de pudeur ne concerne pas que les parties intimes. Afficher son visage acnéique alors qu'il était si bien dissimulé sous du maquillage opaque. Révéler des ongles jaunâtres et épais, après avoir retiré son vernis, parce qu'ils sont colonisés par des dermatophytes. Montrer des pieds en lambeaux..

Il est si compliqué de tout dévoiler, de se mettre à nu. Mes patientes semblent moins ennuyées : parce que je suis une femme également, et parce qu'elles ont souvent déjà consulté un gynécologue. Les hommes ne sont pas habitués à se dévêtir. Ils tournent autour du lit d'examen : « C'est ici que je m'installe ? » Ils ne se montrent que rarement dépouillés devant un médecin. Certains ne sont pas à l'aise, d'autres ne le sont que trop et c'est moi qu'ils mettent mal à l'aise. « Si je me déshabille, vous pouvez vous déshabiller aussi ? »

J'ai défini dans mon cabinet une zone de discussion et une zone de déshabillage, séparées par un paravent avec très peu de lumière entre les deux. Je demande aux accompagnants (conjoint, enfants…) de demeurer dans la zone bureau. Puis, je ne reste jamais à côté des patients lorsqu'ils retirent leurs vêtements. Un temps d'arrêt est souvent marqué. Je ne cherche pas à les brusquer. Avant, j'essaie de leur démontrer le but de cet effeuillage, parce qu'il ne coule pas de source en réalité. Il faut gagner leur confiance, leur approbation. « Je vous laisse poser vos affaires sur le fauteuil gris », « Déshabillez-vous qu'on regarde toute la peau », « Montrez-moi ce que vous voulez me montrer… ». Pas de « Je veux voir toute la peau sinon je ne vous examine pas ».

Un jour, une patiente souffrant d'obésité n'osait pas enlever son soutien-gorge. Lorsque je lui ai appris que des nævi (grains de beauté) pouvaient exister sur et sous les seins, elle a parfaitement compris et elle m'a laissée y accéder en disant : « Oui, bien sûr, j'avais juste peur de me trouver nue sans raison. »

Le tact, c'est aussi pratiquer la science du moment opportun. Trouver le bon moment pour écouter. Si une histoire n'a pas été racontée par le patient en entier, savoir attendre la fin. Trouver le bon moment pour confesser son homosexualité, ou une relation extra-conjugale même si je connais le mari ou la femme de la personne examinée.

Tous nos sens sont utilisés à bon escient en dermatologie.

Le toucher, parce que j'ai parfois besoin d'apprécier la texture de la peau, définir l'épaisseur d'une plaque de psoriasis, sentir le degré de sécheresse, le relief, la profondeur, avec ou sans gant selon la zone et la pathologie évoquée. Toucher une lésion de la verge pour en connaître sa constitution, rechercher un écoulement méatique. Le toucher des dermatologues s'intègre dans cette notion de tact. Toucher ne doit pas être gênant, il faut être efficace et à peine effleurant.

Les gants ne sont pas utilisés uniquement pour l'hygiène, ils permettent également une interface avec le patient, le respect de sa pudeur. Et c'est pareil pour tous les médecins et les chirurgiens, et en particulier les gynécologues.

Le toucher vaginal est un geste à expliquer et à faire accepter. Ce n'est d'ailleurs pas un simple toucher, cette appellation est mal choisie pour désigner cette manœuvre envahissante. Il n'est pas naturel de se voir introduire un doigt dans le vagin, en dehors de tout contexte d'excitation sexuelle. Les gynécologues doivent également prévenir leur patiente s'ils sont amenés à faire un toucher vaginal au bloc opératoire lorsqu'elle sera endormie. Les urologues ne se contentent pas de déclarer : « Je vais vous examiner », les gens ignorant qu'atteindre la prostate se fera par l'intérieur à l'aide du toucher rectal. Les ostéopathes aussi ont besoin d'un accord lorsqu'ils traitent des patients atteints d'un problème au coccyx et qu'ils sont amenés à insérer leur doigt dans l'anus.

Puis l'odorat est un sens très utilisé en dermatologie. Découvrir l'odeur caractéristique de *Pseudomonas aeruginosa*, une bactérie agressive, sur une plaie sans avoir l'air écœurée, ou celle des pertes vaginales contenant du *Gardnerella vaginalis*, classiquement décrite comme une odeur de poisson pourri.

Et enfin l'ouïe, par exemple en écoutant la peau crépiter sous les doigts parce qu'il existe une colonisation par des bactéries anaérobies (qui n'ont pas besoin d'oxygène pour vivre).

Ensuite, comme paraître c'est comparaître, c'est avoir peur de ne pas être parfait. La peau normale est souvent irrégulière ou rugueuse, inhomogène, avec des différences de couleur sur certaines zones, des pores dilatés sur le visage, des petits vaisseaux apparents sur les ailes du nez ou les jambes, une peau d'orange sur les cuisses. Un sexe moins tonique qu'auparavant avec des grandes lèvres tombantes, des testicules pointant vers le bas. Toutes ces imperfections sont conformes à l'être humain et sont le reflet de la vie. La perfection n'existe que grâce aux logiciels de retouche photo. Il faut savoir rassurer sur ce corps que les patients méjugent et avec lequel ils ne sont pas toujours amis.

La meilleure démonstration des difficultés en termes de pudeur et d'acceptation émane des adolescents. C'est l'âge des clivages, la première rencontre avec le miroir. Les adolescents commencent à s'interroger sur ces nouveaux traits ; les enfants prépubères, eux, n'ont pas habituellement d'avis sur leur physique.

C'est l'âge où l'on devient autre avec une peau qui change, la peau du corps est moins douce, le visage devient irrégulier et boutonneux. L'odeur corporelle se transforme et une douche oubliée est vite remarquée. Pire encore, l'apparition d'un système pileux, le pubis se recouvre d'une toison mal organisée.

Puis les seins se développent chez les filles, parfois très vite, trop vite. Les premiers saignements débutent dans la douleur. Les garçons découvrent qu'ils ont des testicules. Tous ces changements sont bien encombrants. Bien que ces transformations soient naturelles, elles sont vécues comme des éléments obscènes faisant craindre le regard d'autrui qui changerait cette fameuse pudeur en honte.

La nudité apparaît alors insupportable devant un soignant. Force est de constater que c'est là un paradoxe, non le seul, de l'adolescent 2.0 : cette nudité ne les dérange nullement sur les réseaux sociaux, où l'on observe de très jeunes filles déshabillées en profil public. Il est plus aisé de les convaincre de prendre des poses tendancieuses sur Instagram que de montrer leur corps à un médecin.

J'aime à considérer cette population particulière que constituent les adolescents. Ils sont fascinants avec leur portable dernier cri et leurs baskets à la mode. Ils évoluent dans un monde où on a remplacé le désir par la possession. Ils sont bombardés de nouvelles alarmantes sur le climat qu'on a massacré, la retraite qu'ils n'auront pas, les conflits identitaires… Ils ont des prénoms romanesques : Lancelot et Arthur, Balthazar et Melchior, Luke et Anakin… Ou des prénoms étranges qui ne sont plus que des enchaînements de syllabes.

Quand je vais les chercher en salle d'attente, je me retourne et m'aperçois qu'ils ne m'ont pas suivie. Pluggés à même la peau comme les héros de *eXistenZ* de David Cronenberg, ils paraissent inertes. Ils s'adressent de manière identique à un camarade de classe et à un médecin, ils ont perdu la notion de distance. Ils ont un avis sur tout, puisqu'on les a habitués à le donner depuis leur plus jeune âge. Ils nous coupent la parole sans craindre de se faire lyncher, ils manifestent bruyamment leur désapprobation, leur opposition. Et pourtant ils sont tellement touchants. Tellement angoissés par ces changements du corps en général, et de leur sexe en particulier, ils veulent savoir.

Mais, ce ne sont vraiment pas les seuls.

Le sexe et ses péripéties

Les questions et confusions anatomiques sont déjà fréquentes lors des consultations médicales, celles concernant la morphologie privée sont quasi quotidiennes dans nos cabinets. Les bijoux indiscrets de Diderot regorgent d'énigmes.

Les dermatologues connaissent profondément et dans les moindres recoins l'anatomie intime féminine et masculine, ils sont donc bien placés pour répondre aux interrogations des patients et des patientes. Ceci pour deux raisons : d'abord parce que les dermatologues sont les spécialistes de la peau et de toutes les muqueuses (génitale, anale, buccale…), et aussi parce que cette spécialité a toujours englobé la vénérologie (anciennement syphilographie), c'est-à-dire les maladies vénériennes (syphilis, blennorragie…), devenues MST puis IST ou infections sexuellement transmissibles.

Une jeune patiente de 28 ans pointait du doigt ce matin-là des lésions génitales au niveau de la fourchette périnéale, zone la plus postérieure (proche de l'anus) de la vulve, zone qu'elle dénommait « clitoris ». Mon sang de femme n'a fait qu'un tour. La chatte est décidément une grande inconnue. Je ne sais d'ailleurs pas si on dit « chatte » par analogie au délicieux petit animal à la fourrure douce qui ronronne quand on le caresse, ou par analogie au chas d'une aiguille (trou par lequel passe le fil). Sa constitution est floue même pour les femmes. Le matériel sexuel des hommes est externe, évident, immédiatement accessible, facile à comprendre et facile à utiliser, avec un seul orifice d'arrivée des liquides. Celui des femmes est plus enfoui, plus secret, plus mystérieux.

D'abord, on se méprend souvent sur les termes « vulve » et « vagin ». On confond souvent les deux, comme si tout était sur le même plan sans notion de profondeur.

Si vous demandez à de nombreuses femmes de dessiner leur sexe, le rendu est très variable : du trou béant au petit pertuis serré, unique, le tout sans aucun relief. Avec toujours ce flou artistique autour du clitoris. Sur son existence, sur sa localisation très antérieure, sur son utilité parfois… Le clitoris n'est pas une boule décorative accessoire, il est l'organe majeur de la jouissance féminine avec tous les tabous que cela engendre. Le plaisir féminin a été diabolisé, méprisé, ou occulté longtemps : désir et plaisir sexuel étaient l'apanage des hommes. La pénétration vaginale était pour de nombreux psychanalystes un outil de domination de la femme, et les femmes « clitoridiennes » étaient jugées trop féministes.

D'autre part, le clitoris, n'étant pas impliqué dans la reproduction, a donc longtemps été estimé sans intérêt. Ainsi, il n'a pas eu le droit d'être représenté en France dans les manuels de SVT (sciences de la vie et de la Terre, anciennement sciences naturelles) jusqu'en 2017 ! Alors que l'égalité dans la représentation des sexes est l'étape primordiale à l'égalité des sexes, voire sa condition sine qua non. On ignore encore souvent que l'on n'entrevoit que la partie émergée du clitoris ; des dessins en 3D commencent enfin à circuler illustrant cet organe érectile efficace aux nombreuses similitudes avec le pénis.

Un petit cours d'anatomie, premier pas nécessaire vers l'orgasme, ayant rendu la consultation de cette patiente fructueuse, je l'ai laissée vaquer à ses travaux pratiques, un sourire aux lèvres. Elle m'a donc mis un très bon commentaire sur les réseaux sociaux, alors que d'ordinaire ce sont malheureusement plutôt les patients mécontents qui en mettent.

La question de la normalité de leur sexe pousse quotidiennement les patients et les patientes à réclamer notre avis. Certains éléments de la vulve, de la verge ou des testicules interpellent et s'avèrent être des variations de la normale ou des lésions tout à fait bénignes, parfois elles ont toujours existé. Elles peuvent être aussi des lésions effectivement infectieuses mais sans aucune gravité et sans caractère sexuellement transmis ou transmissible. Parce que la zone concernée se trouve être la zone sexuelle, plus que jamais, ces découvertes corporelles font l'objet de mauvaises interprétations nourrissant les craintes conscientes ou non, liées au sexe ou à la pratique sexuelle.

En effet, les « grains de Fordyce », par exemple, également fréquents au niveau de la bouche sur la muqueuse labiale, sont de toutes petites glandes sébacées (boules de sébum) que l'on peut retrouver au niveau de la vulve, au niveau du prépuce ou encore du fourreau de la verge. Ces petits granulés jaunâtres superficiels sont fréquents et physiologiques.

D'autres lésions sébacées, comme les kystes sébacés, existent au niveau des grandes lèvres et des testicules (boules blanchâtres ou jaunâtres de sébum entourées d'une coque). Bénignes, on les retire en cas de gêne sous crème anesthésiante.

Les papules perlées du gland appelées « hirsutisme balanique » sont des formations fibromateuses constitutionnelles, parfois sur plusieurs lignes sur la couronne du gland. Elles auraient un rôle physiologique, offrant plus de sensibilité lors du coït. Ces formations sont souvent confondues avec des condylomes, liés au papillomavirus (virus à l'origine de nombreux cancers dont celui du col de l'utérus). À ce titre elles sont vécues avec anxiété et culpabilité car elles posent la question de l'existence d'une infection et surtout d'une IST potentiellement grave.

« Docteur, j'ai une grande tache marron sur la verge », me déclarait ce patient méditerranéen de 25 ans totalement paniqué. Il ne savait pas dater son apparition. La peau du sexe est comme celle du reste du corps, non homogène.

La découverte chez certains hommes, circoncis ou non, surtout s'ils sont mats, de zones pigmentées, quelquefois presque noires, de teinte variable, irrégulières de taille, sur le pourtour du gland et du sillon balano-préputial, fait redouter un mélanome génital (cancer de la peau ou des muqueuses). Il s'agit en fait de « mélanose » (lentiginose) du pénis.

À l'inquiétude de la mort liée à tout cancer se surajoute la peur de se faire retirer un morceau de son anatomie et non des moindres. Parce que la zone concernée est la zone sexuelle, la frayeur vire parfois à l'angoisse inconsciente de castration. Freud encore et toujours t'habite…

L'existence d'angiomes, petits éléments vasculaires, violacés, parfois très foncés, imitant des lésions pigmentaires, sur la vulve (surtout lors ou après une grossesse), sur la verge ou les testicules est aussi sans conséquence.

Outre ces particularités physiologiques, certaines dermatoses communes sont localisées au niveau génital : maladies inflammatoires mais non infectieuses (psoriasis, eczéma, lichen, aphtes…) ou allergies à un médicament donnent parfois lieu à des examens lourds, culpabilisants, et à des malaises quant à la fiabilité du ou de la partenaire.

Pour simplifier, ce n'est pas parce que le bout pèle que le ou la partenaire est infidèle.

Ensuite, comme on s'inquiète de la normalité de son sexe, on s'inquiète aussi de sa beauté. Rendre attrayant son sexe est une pratique qui existe depuis l'Antiquité. Mais désormais, c'est un sujet à part entière avec des dispositifs de plus en plus performants et dédiés à cette cause. D'abord la cosmétique et la déco, les crèmes repulpantes, le maquillage intime, le gloss pour petites lèvres, le « vajazzling » ou pubis strassé. J'ai également vu des tatouages intimes, un sur la vulve chez une patiente, le même mais partant de l'anus chez une autre, représentant un paon qui fait la roue…

Puis se pose la question de la pilosité. Faut-il en rester au naturel des années 1970 (la zone en friche), dont rêve Nikki Silver, la nouvelle papesse de l'érotisme poilu ? Le naturel en termes de pilosité intime ou non est à nouveau tendance pour certaines, pour d'autres c'est un moyen de ne pas répondre aux injonctions des hommes.

Au contraire, faut-il épiler de façon définitive avec le laser ? Façon triangle, ticket de métro ? Colorer les poils pubiens restants dans la même teinte que les cheveux ?

Et les hommes ? Doivent-ils dompter leur pilosité ou l'accepter ? Doivent-ils utiliser une tondeuse pour améliorer le contact et l'impression de propreté ?

Autre interrogation : la couleur. Les zones intimes (anus, scrotum) sont physiologiquement plus foncées, ce qui n'est pas au goût de chacun. Le désir de les dépigmenter (la vulve, les testicules, le pli interfessier…), au laser notamment, est régulièrement exprimé.

Cas inverse : les patients et patientes atteints de vitiligo des parties intimes (dépigmentation sans gravité mais parfois gênante, irrégulière, d'évolution anarchique, probablement d'origine auto-immune). Lorsqu'ils consultent pour avis thérapeutique, je les sens très déçus quand je leur conseille simplement d'éteindre la lumière au lieu de traiter.

Et puis, comme c'est le cas pour le visage ou le décolleté, la question du rafraîchissement du sexe vient à l'ordre du jour : corriger sa tenue, sa consistance…

Un jour, aux urgences, une patiente s'est présentée parce qu'elle ne retrouvait pas l'œuf qu'elle avait introduit au fond de son vagin. En fait, elle avait suivi les conseils sur les réseaux sociaux d'une actrice américaine qui recommandait cette méthode pour raffermir le périnée… Une exploration sous anesthésie et un nettoyage en profondeur afin de retirer chaque parcelle de la coquille cassée ont donc été réalisés par le gynécologue de garde.

Le vagin n'est pas une bouche à nourrir ou à nettoyer. L'usage d'un stick exfoliant est actuellement vanté sur les réseaux sociaux. Le vagin ne doit pas être récuré. Pas de sauna parfumé pour le purifier non plus, ni de toilettage pour chatte. Il n'a nul besoin de chocolat chaud, ni d'assaisonnement, ni d'ail, ni de persil, ni de paillettes comestibles pour le rendre savoureux – comme si le naturel n'était pas convenable ! Cela aurait de surcroît une incidence néfaste sur la flore vaginale, à l'origine d'infections bactériennes ou mycosiques.

Sur le plan médical, des injections d'acide hyaluronique continuent à être employées pour repulper, pour hydrater les petites et les grandes lèvres et sur le point G. Cela améliorerait son accessibilité, donc son efficacité. Un nouveau laser a également été mis au point, par analogie avec celui destiné à la rejuvénation du visage, l'amélioration de la fermeté. On y a surtout recours pour revitaliser la muqueuse vaginale et ainsi lutter contre la sécheresse de cette zone.

Certains chirurgiens plasticiens se sont spécialisés dans les interventions sur les parties intimes. Pour les femmes, la labioplastie a pour but de réduire la taille des grandes ou des petites lèvres, qu'elles décrivent parfois comme défraîchies ou tombantes. La vaginoplastie permet de diminuer la taille de l'orifice vaginal et de le rendre ainsi plus tonique, de le rajeunir lui aussi.

Pour les hommes, la technique du « jelqing » étant dangereuse (tirer ou enrouler son pénis pour qu'il s'agrandisse) ou inefficace, ils ont recours à la chirurgie. Il s'agit essentiellement d'allonger ou d'élargir la taille du pénis, à des fins esthétiques, mais sans effet sur la qualité des érections.

Toujours dans l'optique d'améliorer son sexe et les rapports sexuels, de nombreux incidents peuvent survenir.

Ceux qui ont fait l'amour dans les années 1980 se souviennent peut-être du film *Neuf semaines et demie* et des jeux du couple Basinger-Rourke avec de la confiture, du miel… Sur les muqueuses, certaines substances sont irritantes et l'irritation s'amplifie lors des frottements (pâte à tartiner, chantilly…) ou, pire, lors de l'utilisation d'antiseptiques afin de les retirer. Les préservatifs aromatisés et les lubrifiants parfumés occasionnent des eczémas de contact, avec un grattage parfois féroce et un œdème, et parfois des bulles (cloques).

Bertrand et Violette en ont fait les frais. Après avoir vu à la télé une pub alléchante sur un lubrifiant au parfum subtil qui promettait des rapports plus intenses, ils se sont laissé tenter. Malheureusement, l'eczéma de contact de la verge de Bertrand à ce lubrifiant l'a privé de tout rapport pendant plusieurs jours !

Une autre cause très courante existe aussi principalement chez les hommes. On pourrait la nommer « dermite de culpabilisation ». Souvent juste après un rapport non protégé (sans temps d'incubation, à la différence des infections), parfois dans un contexte d'infidélité, un cortège de douleurs, picotements, brûlures, est décrit alors que l'examen clinique est très pauvre. Annoncer qu'il ne s'agit pas d'une maladie entraîne une guérison immédiate.

Patxi, 25 ans, rugbyman, consultait enfin pour son problème de verge, dont la peau s'était progressivement épaissie. Il avait l'horrible impression d'un manchon dur enserrant son sexe (une sorte de carapace) avec une aggravation pendant les rapports à l'origine de fissures. Il avait été poussé à consulter par des membres de son équipe de sport, venus le soutenir. J'avais toujours admiré la solidarité de ce milieu, j'ignorais l'existence d'une telle proximité… Il s'agissait d'une forme avancée de lichen scléreux (sans origine infectieuse, comme son nom ne l'indique pas). Il a dû être circoncis à la suite de l'échec du traitement médical. Sa vie sexuelle est vite redevenue normale, il me doit une fière chandelle.

Dans le cadre d'atteintes génitales, Il arrive même que la dermatologie soit au cœur d'affaires judiciaires. En service de pédiatrie, un papa avait été accusé de violences sexuelles sur sa petite fille de 6 ans. Léa touchait sa « petite fleur » jour et nuit, elle se retenait d'uriner. Lorsque je l'ai examinée, j'avais la boule au ventre. Elle m'a parlé de sensations de piqûre. Sa vulve était fine, un peu blanche, avec des petits saignements, on voyait qu'elle s'était grattée. L'interrogatoire est très délicat dans ces circonstances, j'ai été bien aidée par des collègues habitués. Il fallait déterminer si l'atteinte de la vulve était d'origine traumatique ou si elle provenait d'une pathologie dermatologique, voire si la première cause évoquée avait pu entraîner la seconde…

Le diagnostic de lichen scléro-atrophique de la vulve a été posé. C'est une pathologie auto-immune (liée à la fabrication d'autoanticorps) sans étiologie parfaitement déterminée. Le père a été entendu. Mais aucune charge n'a été retenue contre lui. J'étais soulagée. Pour elle, pour lui. En mon for intérieur, je ne croyais pas à sa culpabilité, mais sait-on jamais ?

En dispensaire comme en libéral, on observe de nombreuses atteintes génitales ni infectieuses ni inflammatoires, on ignore où les classer : empreinte des incisives sur la verge ou les testicules, traces de morsure, hématomes…

Ces lésions sont en fait purement traumatiques, parfois douloureuses mais pas toujours. Elles laissent souvent perplexe quant au diagnostic : l'interrogatoire n'est pas aisé puisque soit les patients, n'étant plus dans le feu de l'action, ont oublié leur probable origine, soit ils ne souhaitent pas l'évoquer, craignant d'être traités de pervers.

La situation de Louis, 32 ans, me semblait claire de prime abord. Motif de sa consultation : une bulle indolore et arrondie de la verge (une cloque) depuis une semaine. Pas de contexte infectieux, lésion isolée. Bulle probablement d'origine mécanique. Je l'ai percée avec une aiguille stérile, elle a disparu aussitôt. Je lui ai dit que ce n'était pas grave, que c'était juste une ampoule. Il savait qu'il en avait parfois sur les pieds après le port de chaussures neuves, ou après le sport. Mais il ne voyait pas le rapport entre sa verge et une ampoule. Je lui ai expliqué que c'était fréquent en cas de frottements répétés. J'ignore dans son cas précis par quel biais ces frictions se sont exercées et peu importe. Il me fixait, sceptique. Ce qui a l'air simple aux yeux des soignants ne l'est pas toujours aux yeux des patients. Mes éclaircissements ne semblaient pas lui convenir. Il a réfléchi, n'a pipé mot un long moment avant de se rhabiller et de s'en aller.

« Docteur, mon piercing est coincé », murmurait un jeune homme de 20 ans à mon bureau, en indiquant sa braguette. En effet, il s'était fait poser un piercing au gland qui, quelques jours après – peut-être avait-il eu un rapport trop tôt après la pose –, s'était enfoncé sous la peau. Le pourtour avait un aspect dur et rouge et déjà un peu chaud. Je craignais la survenue d'une infection. J'avais rencontré une autre fois ce phénomène, chez une jeune fille porteuse de boucles d'oreilles (mais sur le gland c'était une première) : à force de toucher, le métal s'était enfoncé et avait été recouvert par la peau du lobe de l'oreille, sous la chair, obligeant à le rechercher en profondeur, à le désincarcérer, et à le retirer sous anesthésie locale, après avoir réalisé une petite incision. Avec mes collègues gynécologues, on avait remarqué la recrudescence de poses de piercings sur des zones improbables. Outre les classiques piercings du mamelon ou du nez, le piercing de la langue, celui du prépuce, d'une petite lèvre ou du clitoris nous apparaissaient nombreux lors du déshabillage… Alors même que je préparais mon matériel chirurgical, et que l'anesthésie commençait à être efficace, j'ai interrogé ce pauvre jeune homme sur les motivations d'une telle décoration.

J'ai (enfin) compris que ces localisations particulières de pose permettaient de pimenter, d'accentuer les sensations de la ou du partenaire, lors des rapports (pénétration vaginale, fellation…), de les rendre encore plus agréables. Je continuais ma formation sur la vie sexuelle des gens…

Cela m'expliquait par la même occasion certaines lésions que je constatais parfois en consultation : coupures, déchirures vaginales nettes (et pas les ulcérations habituellement retrouvées dans les infections sexuellement transmissibles), grandes stries de griffure du pénis, liées au frottement du métal sur les muqueuses génitales ou buccales…

On a toujours voulu ajouter un aspect plus sexy et coquin à des relations parfois trop routinières, désacraliser certains éléments de notre sexualité (masturbation, fellation…), associer jeux et rapports sexuels. Sans aller forcément jusqu'au vrai sadomasochisme.

L'univers de la sexualité se montre de plus en plus exigeant, performant, à la recherche de nouvelles expériences. Alors qu'on prône un monde épuré, naturel, avec des cosmétiques sans paraben, une nourriture bio, sans gluten ni lactose, obtenue sans recours aux pesticides, pourquoi penser qu'utiliser des artifices et des jeux parfois dangereux et douloureux nous assurera plus de plaisir ? Pourquoi cette nouvelle injonction ? Pourrons-nous un jour encore jouir sans foulard ou cravache en cuir ?

J'ai pris part à de nombreuses situations critiques depuis mon externat : tampon oublié, torsion testiculaire, rupture traumatique de l'urètre… Mais la situation de sauvetage génital la plus périlleuse que j'ai vécue s'est déroulée aux urgences un soir de réveillon de Saint-Sylvestre.

Un très jeune patient avait beaucoup bu avec ses copains et avait accepté un défi délirant. Celui de bander pendant des heures, en absorbant un mélange de diverses drogues, d'alcool et de Viagra (commandé sur un site espagnol), un médicament de contrebande dans tous les sens du terme. Ses copains lui avaient placé à la base de la verge un anneau serré. Un priapisme était survenu (il ne pouvait débander), ce qui avait engendré une nécrose partielle de verge, c'est-à-dire que certaines zones n'étaient plus irriguées (le sang ne pouvant plus passer), entraînant un aspect noirci traduisant la mort des tissus. Comme c'est le cas au niveau cardiaque lors d'un infarctus ou au niveau cérébral lors d'un accident vasculaire cérébral. L'urine était également bloquée.

Heureusement, tout le monde s'est mobilisé et la situation a été prise en main *in extremis*. Au bloc, personne n'émettait le moindre commentaire. Même mes collègues urologues qui d'ordinaire blaguaient sur tous les sujets. Cuisses serrées, gouttes de sueur sur le front, ils se concentraient.

Nous avons débridé les zones nécrotiques avec succès. Dans ce cas précis, cela ressemblait à enlever des zones carbonisées d'une banane qui aurait trop flambé ! Nous avons finalement réussi, les conduits étaient rétablis. Nous avons soupiré de soulagement. Son sexe a été à peu près sauvé dans ses fonctions et son aspect.

Nous étions tous abasourdis à l'idée que ce pauvre jeune homme faillit ne plus jamais connaître, et faire connaître, ce si délicat frottement qu'est la pénétration !

Vos testicules vous grattent ? Votre sexe coule ? Votre vulve est irritée ? Infection ou non, c'est de l'ordre de la dermatologie. Le sexe, pour la dermatologie, c'est le second fonds de commerce, après l'exposition aux rayons UV.

La survenue de certaines infections, comme les mycoses (infections liées à des champignons), n'a pas lieu d'être systématiquement liée aux rapports sexuels. Elles surviennent souvent après un traitement antibiotique ou après un stress. Elles nécessitent elles aussi un traitement adapté afin que, outre les raisons médicales évidentes, ne se cristallisent plus sur la zone sexuelle les sensations de douleur qui entraînent la méfiance vis-à-vis de la sexualité.

La galerie des horreurs dermatologiques

Cette jeune femme de 22 ans était rentrée de mission humanitaire aux Philippines deux semaines auparavant. Elle vivait en colocation sur le campus d'une grande école de commerce de grande banlieue parisienne.

Elle s'étonnait de voir depuis plusieurs jours des petits éléments marron foncé sur les poils de son pubis et d'avoir envie de se gratter, malgré, selon ses propres termes, une hygiène irréprochable. En m'approchant j'ai découvert des mini-araignées qui enserraient les poils pubiens. Elles semblaient mobiles. Les bestioles ont alors déplié leurs pattes.

Pediculus pubis, ou poux de pubis, plus connus sous le nom de morpions. Parasites macroscopiques de petite taille, mais plus gros que leurs cousins les poux de tête, *Pediculus capitis*, ils s'observent rarement en dehors des poils pubiens mais j'en ai déjà vu sur la barbe et sur les poils des cuisses.

Son petit ami avait les mêmes parasites, ainsi que deux de ses copines…

Je lui ai expliqué le traitement à réaliser avant que la maladie ne traverse tout le campus. Ne souhaitant pas ressembler à une petite fille, elle tiquait sur le rasage intégral du pubis préconisé, pourtant salutaire pour se séparer des lentes (les bébés morpions) et mettre ainsi fin à cette cohabitation étrange.

Certaines infections parasitaires peuvent parfois être d'authentiques IST déguisées. Certaines sont mal (voire pas) déguisées, comme les poux de pubis, d'autres sont mieux déguisées, comme la gale.

Le jeune homme de 18 ans que j'avais devant moi fin juin avait fêté sa réussite à un concours avec une jeune fille « de passage ». C'est toujours intéressant, voire effrayant, de découvrir la façon dont les hommes parlent de leurs conquêtes…

« Docteur, je me gratte de partout, même entre les doigts et sur les couilles. La nuit, je ne dors même plus, je deviens fou. » Mais son inquiétude portait surtout sur les boutons croûteux apparus sur son sexe. Il s'imaginait atteint d'une malédiction dévorante, je l'ai rassuré. Très surpris, il croyait la gale disparue ou exceptionnelle, telle la peste noire.

Due à des sarcoptes, parasites invisibles cheminant lentement dans la couche cornée de la peau, la gale est une maladie fréquente et contagieuse mais pas grave. Elle ne vient jamais des animaux. Et elle touche tous les milieux sociaux. Sa transmission s'effectue par des contacts prolongés avec des personnes infectées ou des tissus (draps) ou vêtements infestés. La situation de contamination optimale est le partage d'un même lit (contact prolongé permettant le passage du parasite d'une peau à une autre, survie du parasite dans un milieu chaud, parfois plus de dix jours dans un drap…).

Sur le plan clinique, les lésions spécifiques sont rares ; il faut souvent se fier à l'interrogatoire (démangeaisons des proches en même temps, aggravation le soir et la nuit…) et aux zones de grattage (entre les doigts, sur le pubis, la verge, les testicules, la vulve, les seins, les fesses…). Le traitement antiparasitaire et la désinfection soigneuse des vêtements et draps doivent se dérouler au même moment pour tous les sujets dits « contact » (partenaires, famille sous le même toit…) afin de limiter sa propagation.

Certaines craintes sont fondées. Certaines convictions par contre ont la peau dure et mettent les patients dans un fort état d'angoisse.

« Docteur, je me gratte les deux bras depuis une semaine, j'ai vu que l'incidence de la gale s'amplifiait. » En fait, heureusement, le prurit (grattage) n'est pas forcément d'origine parasitaire ou mycosique, et la gale n'est pas la seule pathologie causant un prurit.

Un jour un patient m'a même amené ses morceaux de peau dans un petit flacon (il les avait prélevés tout seul…) pour que je les donne à analyser tant il était persuadé que des parasites cheminaient sous sa peau.

« Docteur, j'ai du pus sur le bout du gland et dans mon pipi ! » se désolait un nouveau patient. Effectivement, j'observais un écoulement trouble. « C'est douloureux quand vous urinez ?

— C'est l'horreur, je me retiens tellement je redoute ce moment. »

Je pensais à une blennorragie, infection à gonocoques, surnommée « chaude-pisse ». Mais, écoulement troublant, je ne comprenais pas pourquoi son meilleur ami avait la même symptomatologie alors qu'il n'avait pas eu de rapport avec lui, qu'il se disait exclusivement hétérosexuel. C'est là que j'ai appris un mot : « candaulisme ».

En fait, généreux qu'il était, il « prêtait » régulièrement sa femme – avec son accord – à son ami. Les observer tous les deux stimulait sa propre sexualité. Sa femme avait des douleurs périnéales un peu vagues mais n'avait jamais consulté. Je les ai donc traités tous les trois après examen par antibiotiques. Je leur ai signalé que les autres bénéficiaires de ce « prêt » devaient également être traités.

En dermatologie, et surtout en vénéréologie, on apprend beaucoup sur les habitudes sexuelles des gens : les relations triangulaires, la bisexualité…

J'envisageais à tort qu'après parfois des hésitations, voire quelques allers-retours, l'orientation sexuelle était définitivement adoptée, qu'on n'y revenait plus. Je me trompais.

Quatre beaux jeunes hommes se disputaient en salle d'attente, je les entendais à travers la porte de mon bureau. Apparemment, un couple officiel et un couple officieux puisque constitué de deux hommes mariés chacun de leur côté avec une femme.

« C'est pour lui, a lancé l'un des protagonistes, il a un bubon sur le sexe. » Lorsque je l'ai examiné, j'ai effectivement observé un chancre unique, indolore. Ses trois camarades ne présentaient pas ce jour-là de lésion clinique. Je me suis rappelé la question du concours d'internat intitulée « Conduite à tenir devant un chancre ». Pas de doute, il s'agissait d'une syphilis primaire. Les sérologies TPHA-VDRL des quatre hommes s'étaient révélées positives.

Cette vieille maladie, probablement importée par Christophe Colomb et d'autres navigateurs, c'est dire son ancienneté, rapidement adoptée par l'Europe, avec des hauts et des bas dans son incidence, n'a jamais totalement disparu. Mes patients ne connaissaient d'ailleurs pas cette pathologie. Je leur ai expliqué les trois temps de la syphilis, maladie bactériologique liée à une transmission majoritairement sexuelle. On rencontre des atteintes dermatologiques lors des phases primaire et secondaire.

D'abord la syphilis primaire, avec le chancre. Il s'agit d'une ulcération (sorte d'aphte), correspondant au point d'inoculation ou point de pénétration du tréponème (la bactérie en question). Ce chancre est donc souvent sur les régions génitales, mais parfois sur la langue, le palais, l'anus… Il peut s'accompagner de gros ganglions (adénopathies). Comme les verrues génitales ou condylomes, ce sont des infections sexuellement transmissibles non douloureuses, on n'y prête pas toujours attention. Puis le chancre syphilitique finit par disparaître.

En l'absence de traitement, il y a une diffusion du tréponème avec des éruptions cutanéo-muqueuses très variables, et parfois peu reconnaissables, à des temps différents appelés joliment des « floraisons ». Quand j'étais interne, toute éruption non identifiable au premier coup d'œil était suspectée d'être une syphilis secondaire. On a moins ce réflexe désormais.

La syphilis tertiaire est tardive et s'accompagne de divers signes neurologiques.

Il convient toujours, notamment dans tout bilan de troubles de la mémoire, de démence, de troubles de la sensibilité, de réaliser une sérologie de la syphilis. Même si elle a été contractée des années auparavant, il demeure une cicatrice sérologique (c'est-à-dire une positivité au test sanguin). Et on a parfois des surprises en découvrant que mamie avait été moins sage qu'on ne l'imaginait, attrapant une IST il y a des années…

Toute sérologie de la syphilis positive, même en l'absence d'atteinte cutanée ou muqueuse, est à traiter. Pour éviter le passage vers une syphilis tertiaire potentiellement sévère et aussi pour limiter les épidémies. Le traitement repose sur la pénicilline par voie intramusculaire, les autres antibiotiques comme les cyclines étant moins efficaces.

Les quatre compères, toujours énervés, se sont procuré le traitement, manquant en officine, à la pharmacie de l'hôpital le plus proche.

Cette fête de famille s'annonçait bien. Personne ne m'avait encore demandé si j'avais rencontré un beau chirurgien. À part le « Tu crois que c'est quelle bestiole qui m'a piqué la main ? » ou encore « Ta sœur ne met pas la crème blanche du petit tube bleu que tu lui as prescrite parce qu'elle sent mauvais », je m'en sortais bien. Jusqu'à la minute dite « galerie des horreurs ».

Un de mes cousins, les yeux écarquillés, fit : « C'est quoi le cas le plus dégueulasse que tu aies pu voir ? » Cette question est souvent posée aux dermatologues. Elle a troublé le fond sonore monotone.

Des cas, j'en avais vu de nombreux. J'ai choisi de leur parler de cette dame de 70 ans que j'avais accueillie dans le service de dermatologie d'un hôpital périphérique (les cas y sont souvent plus impressionnants qu'en centre hospitalo-universitaire, la population y est différente, l'accès aux soins aussi).

« J'allais ouvrir le pansement recouvrant son ulcère variqueux de jambe, c'est-à-dire une plaie du tibia liée entre autres à une mauvaise circulation veineuse, ou veineuse et lymphatique. Je percevais à travers mon gant comme une vibration, un mouvement. En fait, cet ulcère surinfecté, devenu verdâtre, était colonisé par des vers, par l'odeur alléchés… Lorsque j'ai retiré le pansement, ça bougeait, les vers se sont échappés et ont cheminé dans toute la salle de consultation. Un horribilis dermatologique en somme. »

Voyant mon public marqué par une curiosité malsaine, pendu à mes lèvres, j'ai poursuivi. Dans ce domaine, à mi-chemin entre film d'horreur et film de science-fiction, j'ai vu un cas de miase furonculoïde un jour. Un patient qui avait séjourné en Afrique noire, façon aventurier, sac à dos, avait dormi chez l'habitant. La taie d'oreiller sur laquelle il avait posé la tête avait probablement séché dehors à l'air libre sans repassage. Une mouche particulière appelée *Cordyloba anthropophaga* y avait pondu ses œufs. Résultat : Deux semaines après, il avait une boule dure et douloureuse, une sorte d'abcès du cuir chevelu. À l'incision de cet abcès, un asticot (un des enfants de ladite mouche) en est sorti en se tortillant devant mon visage décomposé de jeune interne. Ses frères l'ont suivi et ça grouillait sur le champ opératoire.

Ce soir-là, j'ai fini à moi seule le récipient de foie haché, l'appétit de tous ayant été coupé. Fallait pas poser la question, conclurent judicieusement mes cousins.

Il n'y a pas qu'à l'hôpital que j'ai pu constater que les parasites nous « occupaient ». Certains sont microscopiques et on ne peut qu'imaginer leur présence, d'autres sont macroscopiques, comme les punaises de lit qui s'insinuent dans les meubles, les sommiers… La découverte de leurs œufs derrière les matelas ressemble à la vision d'horreur qu'a Sigourney Weaver dans *Aliens. Le retour* de James Cameron.

Un jour, au cours d'un remplacement en banlieue parisienne plutôt huppée, j'ai reçu une petite fille de 6 ans, adressée par son pédiatre pour un prurit du cuir chevelu, de la nuque et du front depuis plusieurs mois. Plusieurs traitements avaient déjà été essayés. De grosses pellicules étaient appendues aux cils de la petite fille. Son regard était presque empêché. Ces pellicules étaient également accrochées aux sourcils, si fortement qu'elles résistaient au peignage vigoureux.

Tout à coup, j'ai vu les croûtes de ses sourcils remuer. En fait il s'agissait d'une pédiculose très étendue (liée à *Pediculus capitis*), c'est-à-dire qu'elle avait des poux. Cette infestation était massive. Les poux s'étaient promenés vers la nuque, les cils et les sourcils. Chemin faisant, les mamans poux avaient pondu, ce qui expliquait la présence de lentes un peu partout. Le diagnostic avait bien été évoqué au début. Un traitement par shampoing antipoux avait été réalisé, sans succès.

Les parasites deviennent coriaces. Leur diffusion interhumaine est incontrôlable. De nombreuses résistances aux traitements antipoux sont décrites depuis des années, ce qui n'empêche pas les ventes de lotions et shampoings devenus inefficaces. Les poux de tête ont une incidence énorme dans la population pédiatrique et adolescente quel que soit le milieu, ce parasite étant extrêmement contagieux. Les poux ne sautent pas, mais se promènent d'une tête à l'autre et parviennent à vivre une semaine sur les capuches ou les bonnets sans manger, d'où une contamination liée à la proximité immédiate avec les autres vêtements accrochés sur le même portemanteau.

Dites-moi, qu'est-ce que vous n'aimez pas chez vous ?

La dermatologie est une spécialité très étendue, on passe souvent du banal au très grave et du dégoûtant au beau. Traiter un anthrax (placard de furoncles, c'est-à-dire lésions liées au staphylocoque doré agglomérées) puis enchaîner sur une patiente qui souhaite avoir des lèvres plus ourlées. La dermatologie, c'est aussi la médecine de l'apparence et de la beauté. Notre apparence ne nous concerne d'ailleurs pas uniquement en termes esthétiques. Notre apparence nous définit. Elle porte nos origines, notre histoire, notre passé.

Le nez et les fesses de tata Ethel, les yeux noisette de papi Emmanuel. Je n'adore pas mes taches de rousseur, mais elles me viennent de mamie Rushla. Courageusement, elle avait su sauver toute la famille. Elle incarne à mes yeux la résistance absolue, et arborer l'héritage de cette héroïne est un hommage.

Ainsi, il est intéressant d'observer quels éléments de notre apparence nous voulons mettre en avant, et ceux que nous souhaitons changer ou effacer.

« Docteur, enlevez-moi ce poireau que j'ai près de la narine ! me suppliait une patiente.

— C'est un grain de beauté, toutes les top models célèbres ont le même, voyons, et puis ça laissera forcément une cicatrice, je ne suis pas sûre qu'elle soit préférable, dis-je, essayant de tempérer.

— Oui, je sais pour la cicatrice, mais tant pis ! Ce poireau piquant me rappelle trop ma mère que tout le monde détestait et qu'on appelait Folcoche derrière son dos. »

J'ai reçu un jour des jumelles qui se ressemblaient en tout point, sauf la présence d'une fossette au menton chez l'une des deux. La gémellité m'a toujours angoissée, des jumelles de l'ascenseur de *Shining* aux jumeaux de *Faux-Semblants* de Cronenberg, aussi me suis-je sentie particulièrement mal à l'aise avec ces deux filles.

Une magnifique patiente d'origine nigérienne aux vêtements colorés était venue me consulter pour des plaques arrondies avec un pourtour plus rouge que le centre, bien limitées au visage. Ces lésions s'étendaient. En fait, elle avait appliqué pendant des années beaucoup de crèmes contenant de la cortisone sur tout son visage pour avoir une peau plus claire, pour « se blanchir ». Une infection à dermatophytes (champignons) s'était développée sur son visage. Les infections bactériennes et mycosiques sont fréquentes chez les patients sous corticothérapie même locale. C'est un effet secondaire courant.

En Afrique, ou même sur certains marchés d'Île-de-France, se vendent sous le manteau des crèmes éclaircissantes. Elles contiennent de la cortisone, des hydroquinones (principe dépigmentant), du glutathion et autres substances diverses, avec des résultats et une dangerosité aléatoires à court et long terme. Parfois, elles aggravent même les taches en les rendant encore plus foncées !

La dépendance à ce type de produits serait ancestrale et remonterait à l'ère de l'esclavage. Essayer de « se blanchir » est une attitude fréquente chez les patients originaires de certains pays d'Afrique. Avoir la peau plus claire est souvent perçu comme une distinction, voire un signe extérieur de réussite sociale.

La démocratisation du tatouage est un phénomène passionnant dans le désir du changement d'apparence. Le tatouage n'est plus réservé à une catégorie de la population, ou à une tranche d'âge. C'est devenu un moyen d'affirmation. Près d'un tiers de la population française a désormais un tatouage ou plus, et presque la moitié des Italien(ne)s.

Les tatouages immortalisent un message, gravé dans la peau à jamais. Ils sont assimilables à un acte de rébellion ou de liberté pour certains, ou à un rite d'initiation comme le *tatau* maori, une expression d'une identité. Ils permettent aussi de sublimer des zones mal aimées ou non de nos corps, par exemple un joli dessin après une mammectomie.

Mon grand-père Raphaël, lui, nous montrait fièrement sa grande cicatrice du thorax due à un pontage aorto-coronarien. Il avait eu un infarctus du myocarde. Elle était épaisse et large, un peu rosée, mais elle faisait partie de lui, il l'aimait bien. Parce qu'il savait ce qu'elle signifiait. Elle représentait la technique de revascularisation de son cœur (dont une artère s'était bouchée) qui lui avait permis le retour à la vie. J'ai réalisé tardivement ce sentiment de gloire vis-à-vis d'une cicatrice, lorsque j'ai failli mourir moi aussi. Ainsi, je n'ai jamais essayé de cacher ma cicatrice de péritonite.

En revanche, nos cicatrices peuvent aussi être l'écho de notre passé douloureux. Une patiente de 35 ans venait d'être engagée à un poste de directrice financière qu'elle espérait depuis longtemps. Il faisait un temps caniculaire à Paris, elle était venue en débardeur. Sur ses poignets et ses avant-bras, on observait des cicatrices de scarification d'âges différents et plus ou moins profondes.

« Pouvez-vous m'enlever toutes ces balafres ? J'avais 16 ans la première fois puis j'ai fait trois ou quatre autres tentatives de suicide sur deux ans. Je ne l'ai raconté à personne, surtout pas à mon travail, j'aurais trop peur qu'on ne m'estime pas à la hauteur de ma tâche, étant une ancienne dépressive. » Malheureusement, je n'ai pas réussi à supprimer ces mauvais souvenirs, le laser abrasif n'a pas été très efficace sur ces anciennes marques blanchâtres. Notre apparence montre les stigmates de nos souffrances.

Notre apparence peut également refléter notre état général : la pâleur, les traits tirés, les cernes…

« Docteur, j'ai des plaques sur le front et les sourcils, m'a expliqué cet enseignant. Mais, elles disparaissent de fin juin à début septembre. » À l'examen, on observait des plaques rouges et sèches de chaque côté du nez, sur le bord des cheveux et des sourcils. C'est une atteinte fréquente appelée « dermite séborrhéique », liée à un champignon et qui s'aggrave lorsqu'on est stressé ou anxieux.

Notre apparence révèle notre état de santé, suggère les pathologies en cours.

Christine était une ancienne patiente du cabinet, aux cheveux roux épais et flamboyants. Elle est revenue un matin de février avec un visage affiné et un foulard rose sur la tête. J'ai vite su de quoi il retournait. « Je viens de finir ma chimio, j'ai un cancer du sein. » Elle portait ce cancer sur son visage, tous les gens qu'elle croisait le devinaient. Elle avait perdu temporairement deux des attributs de sa féminité : ses cheveux et sa poitrine. Je l'ai soutenue, je l'ai conseillée. Je lui ai donné des compléments alimentaires et des soins locaux capillaires afin de l'aider à se retrouver vite femme comme elle le souhaitait. La reconstruction de son sein meurtri a suivi.

À chaque rentrée scolaire, Paula, âgée maintenant de 14 ans, perdait tout ou partie de ses cheveux. Avec ou sans traitement, ils repoussaient quelques mois plus tard. L'angoisse du retour à l'école était le facteur déclenchant. Cela cachait une phobie scolaire. Cette maladie très gênante appelée « pelade » n'est liée à aucune infection localisée ni même à une maladie générale. Mais elle est difficilement supportable. Sa famille craignait toujours qu'on la prenne à tort pour une petite malade du cancer. Ils ne voulaient pas qu'elle n'inspire que de la pitié et de la curiosité. Ils la poussaient à venir me voir dès la mi-septembre. Malheureusement, probablement parce que la part psychologique a été négligée, la maladie de cette jeune fille a perduré plusieurs années.

En dermatologie, les pathologies sont plus ou moins graves. Le regard des autres fait qu'elles sont bien ou mal vécues. L'angoisse de la dissémination, l'écœurement, le dégoût, la crainte des séquelles…

« Docteur, j'ose à peine la regarder, je ne supporte plus de voir Chloé comme ça », avouait cette mère, en plaçant ses mains devant les yeux, un air effaré. J'ai essayé de relativiser. En effet, si toutes les mères aiment leur enfant, certaines n'ont pas compris que des paroles d'allure anodine risquent d'entraîner des blessures à vie. Chloé avait 15 ans et une acné mixte (des boutons rouges, des boutons blancs…) étendue.

Rien de très méchant mais sa mère avait décidé que la voir ainsi était « au-dessus de ses forces », et qu'il fallait que j'agisse « au plus vite ». Chloé était, elle, plus détendue. Après deux ou trois traitements par des peroxydes de benzoyle (traitement local des lésions inflammatoires, comme les pustules) et des tétracyclines (antibiotiques), il a été décidé d'entamer un traitement par isotrétinoïne. Même si ce médicament est parfois décrié dans les médias, parce qu'il présente de nombreux effets secondaires et qu'il se doit d'être très encadré, il reste le plus efficace et le plus curatif.

Certaines maladies sont dépistées parce que les lésions dermatologiques sont très visibles, mais ce n'est que la partie émergée, une atteinte d'autres organes est possible. De simples papules peuvent cacher une maladie grave.

« J'ai des zones en creux sans cheveux sur la tête. J'en ai trois autres sur le front et les pommettes qui viennent d'apparaître », se plaignait cette jeune femme trentenaire.

À bien y réfléchir, elle avait également des douleurs des poignets, surtout le matin tôt, et elle était épuisée. La biopsie d'une de ses lésions dermatologiques a confirmé la suspicion de lupus cutané. Le bilan biologique à la recherche d'une atteinte rénale avait été demandé.

Cette maladie auto-immune (fabrication d'auto-anticorps dirigés contre la peau et d'autres organes) est donc une maladie de système et pas uniquement dermatologique. C'est souvent l'atteinte de la peau, avec notamment l'aspect du visage aux rougeurs symétriques évocatrices, qui permet de poser le diagnostic. Son traitement par des antipaludéens de synthèse (qu'on utilise aussi pour se protéger du paludisme) a été efficace, même si elle continue d'être surveillée.

À 65 ans, cette nouvelle patiente était restée au top. Elle faisait attention à tout : la nourriture, le sport quotidien, elle limitait ses expositions au soleil… Puis, elle a voulu tester un contour des yeux au rétinol (le dérivé d'un principe utilisé contre l'acné pour ses propriétés lissantes devenu un antirides de choix) sur les pattes-d'oie et les cernes qu'elle n'avait pas. Et là, elle est arrivée au cabinet avec des lunettes noires. Elle avait réagi à ce produit très irritant. Elle ne pouvait plus ouvrir les yeux, elle avait un œdème des paupières supérieures et inférieures avec une peau sèche et fripée. Exactement tout le contraire de ce qu'elle avait souhaité obtenir !

Embellir son apparence, rester beau (belle) et jeune est plus que jamais un enjeu pour les femmes et les hommes. C'est devenu un motif de consultation fréquent en dermatologie. La dermatologie, c'est aussi la médecine de la beauté. Pourquoi faudrait-il accepter de vieillir sans mot dire ? Et puis, l'autorisation de vieillir est plus facilement accordée aux hommes qu'aux femmes. Adrian adorait ses rides entre les sourcils parce qu'elles lui donnaient l'air sérieux du psy qui réfléchit. En revanche, la belle Hélène ne supportait pas la moindre cassure sur sa peau porcelaine. Elle s'était mariée avec un chirurgien plastique qui la retouchait régulièrement. Pourquoi se passer de donner un coup de pouce à la nature ?

Les demandes de modification en dermatologie et en chirurgie esthétique touchent des patient(e)s de plus en plus jeunes (la tranche d'âge des 18-34 ans y a désormais plus recours que celle des 50-60 ans). On a déjà accepté tellement d'autres progrès : vivre plus longtemps, être géolocalisé, avoir un assistant personnel virtuel… Pourquoi refuserait-on celui-là ? Pourquoi ne pas lutter contre les défauts et les signes du temps, intelligemment, en évitant les excès ? J'ai donc toujours été très favorable aux techniques médicales et chirurgicales esthétiques.

« Docteur, qu'est-ce que vous pouvez faire pour moi ? » m'interrogeait cette patiente de 55 ans, le doigt pointé sur son visage. Je ne réponds jamais à cette question de manière directe : « Qu'est-ce qui vous gêne chez vous ? » J'attendais ses doléances parce que ce qui compte, c'est sa vision, pas la mienne. Mieux vaut ne pas pousser les gens à la consommation. « Mon teint, ma mine fatiguée, ma bouche qui va vers le bas… »

Puis, nous passons en revue les différentes techniques existantes, ce qu'on peut en attendre et pendant combien de temps, le budget qu'elle souhaite y consacrer. En résumé, il existe essentiellement les techniques lumineuses (laser, lumière pulsée notamment) et les techniques chimiques (peelings, injections de toxine botulique et d'acide hyaluronique). Les actions de ces différentes techniques sont multiples. Elles portent sur la qualité de la peau, le comblement des rides, la restauration des volumes du visage…

Nous tombons d'accord sur une ou deux séances de laser alexandrite sur ses lentigos (les taches) et des injections d'acide hyaluronique dans les plis d'amertume (les deux creux qui partent des coins de la bouche vers le menton et qui portent bien leur nom). Avant toute chose, je m'assure de son hygiène de vie : le tabac, le soleil… Si elle n'est pas optimale, mes gestes risqueraient d'être jugés insuffisants ou insuffisamment pérennes. Elle estimerait aisément qu'elle n'en a pas pour son argent. Un peu comme un chirurgien plasticien qui ferait un lifting sur une peau irrégulière ou tachée : on ne l'apprécierait pas à sa juste valeur. Il y a des préalables à tout acte.

« Docteur, on m'a dit qu'on pouvait m'enlever cette bosse sur le nez sans m'opérer ! Vous savez faire ça ? » Elle réclamait la disparition pure et simple de son défaut. Il faut toujours un peu tempérer, parler plutôt d'amélioration. Les patients ne doivent pas avoir l'impression que tout se règle en un claquement de doigts et définitivement. « Oui, je peux injecter de l'acide hyaluronique sur cette zone pour essayer d'harmoniser la courbure de votre nez », lui ai-je indiqué en lui montrant devant une glace.

Les rides n'ont pas toujours la même signification, le besoin de les traiter varie avec leur mode de survenue : les pattes-d'oie de la joyeuse, la ride du lion (le trait entre les sourcils) de la soucieuse, les joues creusées après un amaigrissement intense…

Les demandes évoluent. Les tendances changent. Les grosses pommettes (de hamster) commencent à être désuètes, le menton projeté façon frères Dalton aussi. Les lèvres pulpeuses et les gros seins hauts et fermes sont toujours autant appréciés.

« Mon mari et mes copines n'ont rien remarqué, se plaignait cette jolie brune de 40 ans après sa séance d'injection de toxine botulique. Il m'a juste dit que j'avais l'air d'avoir bien dormi. » En fait, l'esthétique à la française se veut subtile, elle se devine plus qu'elle ne se voit. Loin des actrices américaines figées et cireuses, nous préférons l'élégance. Nous ne recherchons pas la transformation mais l'amélioration, la stabilité. Les slogans des différentes cosmétiques injectables essaient de nous aiguiller vers les possibilités : révéler votre beauté, sublimer le naturel... Nos résultats sont notre vitrine.

Attention, contrairement aux idées reçues, les patient(e)s arborant une face gonflée à l'hélium ne sont pas ainsi par décision de leur praticien – parfois, ce dernier ne les a pas assez freiné(e)s, certes –, mais bien par leur propre volonté. Les praticiens ont pourtant vite fait d'être accusés. Plusieurs preuves étayent mes propos. D'abord l'existence d'un antidote : la hyaluronidase qui annule l'effet de l'acide hyaluronique si besoin. Ensuite, l'acide hyaluronique comme la toxine botulique sont des produits résorbables. Ainsi, si certaines actrices, des animateurs ou animatrices, femmes politiques restent empâtés durant des années, c'est bien parce qu'ils ont voulu récidiver !

Il vaut assurément mieux corriger petit à petit, ou sous-corriger, et éviter d'accéder à toutes les demandes.

J'ai dû contredire une ancienne mannequin coréenne, restée magnifique. Elle m'expliquait qu'elle vivait désormais en France. « Je ne suis plus dans les critères de beauté français... » Elle me montrait ses yeux bridés, son front... Mon sang n'a fait qu'un tour. Elle désirait ressembler à une Européenne. Je ne suis pas le docteur Frankenstein. Je lui ai dit qu'elle était belle ainsi et on en est restées là.

« C'est exactement ce visage que je voudrais », m'a lancé une jeune fille de 25 ans un matin, la photo de Doutzen Kroes à la main. J'ai donc répondu : « Moi aussi », ce qui l'a désarçonnée. Je lui ai montré que je pouvais retoucher ses lèvres pour qu'elles soient rehaussées et pulpeuses, mais cela lui suffirait-il ?

Parfois, certaines viennent avec des photos d'actrices photoshopées, ou avec leur propre portrait Snapchat ou Instagram remanié pour m'indiquer les défauts à supprimer. Elles estiment qu'elles n'ont à en tolérer aucun ! Cela frise la dysmorphophobie.

Les réseaux sociaux et la téléréalité ont entraîné une vision de la beauté très artificielle. Les jeunes filles suivent leur modèle mi-femme mi-poupée, souvent blogueuse ou star télévisée, et veulent tout comme elles. Les seins hauts et gros, les fesses rebondies… Elles sont addicts aux influenceuses, instagrameuses et autres idoles, followées, likées, adorées. Ces jeunes femmes ne comprennent pas qu'elles vivent dans la vraie vie et pas sur le Net ou sur un plateau de télévision. Elles « cherchent la perfection dans les stéréotypes créés par la société », comme dirait Charles Bukowski. Le fantasme de la perfection est un mythe tenace. L'être humain par définition n'est pas parfait. Et Bukowski d'ajouter : « Et à la fin ? Mêmes suicides neuronaux de masse. Vivre comme un automate est sans l'ombre d'un doute… un suicide. »

Je me tiens beaucoup sur mes gardes quant aux adeptes des changements radicaux : la mate qui est blond platine, la menue aux seins énormes… Celles et ceux qui souhaitent à tout prix être l'opposé de ce qu'ils sont. Nous devons repérer les abus.

« Il m'a quittée pour une femme plus jeune, je veux faire bonne figure et ne pas lui montrer que je suis abattue », sanglotait ma voisine. Je me méfie aussi des demandes guidées par la colère. Je crains également qu'on prenne trop en compte le regard de l'entourage, en particulier celui des hommes, et qu'on fasse uniquement en fonction de leur avis. C'est une thèse défendue par certaines néoféministes : l'épilation, le maquillage et autres sont, d'après elles, des injonctions faites aux femmes par les hommes.

Sans réaliser une véritable enquête psy, il faut également orienter les questions préliminaires. Les patients qui ont vu plusieurs praticiens – et ont donc déjà essayé différentes (bonnes) méthodes –, mais demeurent insatisfaits sont à décourager. Il n'y a en effet, malheureusement, aucune raison qu'ils soient davantage satisfaits en changeant de praticien.

Un jour, une patiente de plus de 70 ans avait pris rendez-vous en esthétique. Manifestement, elle était déjà comblée, un visage poupin, des lèvres hautes et bien dessinées, je ne comprenais pas ce qui l'amenait. En fait, elle avait rencontré un homme beaucoup plus jeune qui pensait qu'elle avait son âge. Elle espérait bientôt se trouver nue avec lui, et craignait que sa vulve, devenue un peu flétrie et plus sèche au cours des années, ne la trahisse. Elle souhaitait assortir le haut et le bas, hésitant entre la chirurgie intime et le laser de réjuvénation. Vaste programme.

C'est grave docteur ?

Lorsque j'étais étudiante à Cochin, déjà intéressée par la dermatologie, j'ai compris ce qu'était une maladie « affichante » en rencontrant avec brutalité le sida dans le service d'hospitalisation de dermatologie. À l'époque, on en était aux balbutiements : il n'y avait pas de dépistage précoce de masse du VIH, la séropositivité était découverte au décours de complications gravissimes comme la tuberculose ou la pneumocystose, les défenses immunitaires étant terriblement affaiblies. Les traitements antiviraux étaient insuffisants, les traitements symptomatiques des maladies opportunistes (maladies consécutives à la baisse importante des défenses immunitaires) n'aidaient pas longtemps. De l'atteinte digestive, notamment mycosique, aux atteintes cérébrales virales, parasitaires ou tumorales, une maladie opportuniste chassait l'autre jusqu'au décès. Je me suis trouvée un matin dans le couloir avant le début de la visite, face à un jeune homme androgyne décharné aux yeux creux. Il tentait quelques pas dans le couloir, sa blouse flottait.

Sur son cou j'avais découvert des placards rouge sombre presque bruns, des marques distinctives. Je n'oublierai jamais le regard de ce jeune homme quand il s'est aperçu que j'avais « compris ».

C'était un sarcome de Kaposi cutané, maladie tumorale ne se limitant pas à la peau. Ces plaques marron avertissaient de son sida, un peu comme les plaques des lépreux provoquaient un éloignement par peur de la contamination. Pire, l'atteinte par le VIH dans les années 1980-1990 était souvent envisagée comme une punition des toxicomanes et de ceux qui n'avaient pas une sexualité « normale ». Ces plaques diabolisaient leurs porteurs, étiquetés à l'époque de « tapettes aux vies dissolues qui méritaient d'en mourir ». À l'horreur d'une mort proche s'ajoutait la vision désapprobatrice et rarement compatissante des gens.

Plus tard, dans les années 2000, le syndrome de lipodystrophie (modification de la répartition corporelle des graisses), lié à certains antirétroviraux comme les antiprotéases, a valu une nouvelle caractéristique physique évocatrice aux malades du sida.

La solennité des moments durs m'a toujours été douloureuse. J'ai notamment assisté en consultation de génétique dans un hôpital pédiatrique parisien aux rendus de dépistage anténatal chez les femmes en âge de procréer avec des antécédents familiaux (mucoviscidose, myopathie…) ou chez des femmes chez lesquelles une malformation du fœtus a été mise en évidence lors de l'échographie. Les statistiques y sont exposées avec précision, presque froidement au départ : les risques, les modalités…

Un jour, une anomalie cardiaque complexe avait été remarquée chez un fœtus de 5 mois. La jeune mère de 35 ans était enceinte pour la première fois. Elle arrivait anxieuse, les yeux cernés, certaine qu'il y aurait une véritable proposition de traitement à cette association de grave coarctation aortique et ventricule unique. Les chirurgiens de pédiatrie cardiaque s'étaient joints aux généticiens et aux cardio-pédiatres. L'atmosphère était pesante.

Le chef de service de chirurgie cardiaque a pris la parole. Il est allé droit au but : « Je suis désolé mais le problème cardiaque du bébé est très sévère. Nous pouvons uniquement tenter un traitement à visée expérimentale dont nous ne savons aucunement s'il pourrait fonctionner. Et même s'il fonctionnait, une thérapeutique et une surveillance très lourdes seraient à mettre en place en postopératoire. Ce petit garçon ne pourrait avoir une vie normale en tout état de cause. » Le terme « expérimental » m'a fait bondir. Il restera gravé à jamais. Il était pourtant du devoir de ce chirurgien d'être clair. Il n'a laissé à la patiente aucun espoir.

Habitué à progresser en eaux troubles, le médecin se devait de ne pas être faussement apaisant malgré l'annonce de cette nouvelle glaçante.

Le père avait tout suivi depuis le début, il était déjà résigné. Mais c'était son enfant à elle, elle le désirait, elle le portait, elle le sentait bouger.

Elle avait fini par accepter. Elle est revenue à l'hôpital quelques jours après pour que l'interruption de la grossesse soit réalisée. Alors que les infirmières n'avaient pas encore entamé la prise en charge, elles se sont aperçues que le cœur du bébé ne battait déjà plus. Comme si la nature avait conforté cette mère dans son acceptation.

Il n'y a rien de pire pour un médecin que de devoir feindre l'existence d'un choix. Les équipes médicales énoncent les probabilités, la description de la ou des maladies encourues, mettent les parents face au regard porté par la société sur un enfant ayant de grandes difficultés. Les familles ont souvent la sensation qu'on leur a forcé la main, que le choix est dicté par les médecins seuls lors des conseils génétiques.

J'ai vraiment mieux découvert les rapports humains lorsque je me suis installée en libéral. On y est seul face au patient pour l'annonce de la maladie. Je ne peux plus déléguer l'annonce du diagnostic ni à mes collègues ni à d'autres soignants. Je dois initier un dialogue, observer les réactions du patient, entrer dans son intimité, nouer une relation. C'est effrayant et passionnant à la fois. C'est beaucoup plus délicat que la restitution de connaissances emmagasinées depuis des années. Établir le diagnostic devient plus facile que d'en faire part au patient.

Un jour un jeune homme de 34 ans m'a été adressé par son médecin traitant inquiet, pour un ganglion inflammatoire d'une aisselle traînant depuis cinq semaines. Au départ, il croyait consulter pour un abcès axillaire, donc un problème infectieux gênant mais banal. Il s'attendait au mieux à un traitement antibiotique, au pire à un drainage chirurgical de l'abcès.

À la place, j'ai dû l'avertir : « Malheureusement, le prélèvement du ganglion a montré la présence de cellules cancéreuses et l'anatomopathologiste évoquait une métastase ganglionnaire d'un mélanome. » La situation venait de se modifier radicalement, le ciel s'assombrissait. Passer de bien portant à très malade en une fraction de seconde sans sommation est terrible.

Et, double peine, alors qu'il était effondré, il s'est senti gêné de devoir se dénuder entièrement pour que je détermine d'où venait la tumeur ayant provoqué cette prolifération du ganglion. Je l'ai examiné de la tête aux pieds, la peau, les muqueuses… En vain, car je n'ai jamais retrouvé le mélanome primitif à l'origine de cette métastase ganglionnaire. Mes collègues hospitaliers dermatologues et radiologues non plus.

La dermatologie est une spécialité médico-chirurgicale : de nombreuses interventions sont ainsi réalisées en ambulatoire à l'hôpital, et en cabinet. J'adore ces gestes : l'odeur iodée du désinfectant, le bruit du porte-aiguille, les techniques de suture avec des termes empruntés aux couturiers, comme le « surjet ».

Je commençais ma matinée avec un patient de 44 ans venu quelques semaines auparavant pour une lésion récente et bourgeonnante du bas du dos peu spécifique. Je l'avais alors trouvée peu inquiétante. J'avais même été plutôt rassurante. Je l'avais retirée, et donnée à analyser. Et là, résultat inattendu, l'anatomopathologiste (celui qui analyse mes prélèvements de tissus) avait découvert une tumeur grave. Je me préparais à l'annoncer au patient avant de le réopérer pour réaliser une marge de sécurité afin d'en améliorer le pronostic (les cellules cancéreuses ayant la fâcheuse habitude de se propager, localement d'abord puis à distance).

« Mais docteur, vous m'aviez dit que ce n'était qu'un prélèvement de routine », s'est étonné mon patient. C'est une difficulté dans l'attitude du soignant. Tant qu'on n'a pas de résultat, on s'oblige à un discours très neutre, jugé parfois trop réconfortant. J'ai pris mes deux rames et j'ai argumenté face à un visage angoissé dans une ambiance forcément tendue. Silence pesant, colère contenue, sanglots étouffés. L'intervention s'est malgré tout bien passée.

J'essaie de ne pas tomber dans les écueils que je critiquais lorsque j'étais interne, sans toujours y parvenir. Jeune étudiant, on se dit : « Moi médecin, je collerai au serment d'Hippocrate » et : « Je ne parlerai pas comme ça à un malade. » Et pourtant…

D'abord, ne pas énoncer les choses comme si elles étaient une évidence. Certaines remarques ne portent pas à conséquence : « C'est normal avec votre problème anatomique… », « C'est une pathologie très fréquente… ». C'est rassurant puisque les patients préfèrent ne pas être un cas unique et isolé. Ils imaginent à juste titre qu'ainsi le traitement envisagé sera connu et bien codifié. D'un autre côté, ce n'est pas parce qu'une pathologie est fréquente pour le médecin que ce n'est pas LA pathologie du patient (et de lui seul à ce moment-là).

Il faisait beau ce matin sur le cimetière de Pantin. La végétation était florissante, les oiseaux piaillaient.

La nature inchangée gardait ses droits malgré la tristesse des gens. Les chirurgiens avaient posé leur bistouri, laissé accrochée leur blouse dans leur bureau. Le gratin de l'APHP s'était mélangé à la plèbe des médecins de ville. Les infirmières, les sages-femmes, la famille, semblaient voûtées par le poids du deuil.

Tout le monde avait convergé jusqu'au cimetière pour rendre un dernier hommage au professeur Doderlein, grand gynécologue, ancien chef de service, adulé de tous. On aurait pu remplir deux amphithéâtres de première année.

J'avais appris sa mort la veille par un appel de Ludivine, une des sages-femmes du service. Elle m'a juste dit : « Dod est parti…

— Mais comment parti, ça fait longtemps qu'il est à la retraite et qu'il est parti du service, non ? »

Je ne pouvais envisager le pire le concernant. Elle sanglotait. « Il est parti définitivement… » Ludivine n'avait pas réussi à employer un autre mot que « parti ». Le mot « mort », ou sa forme allégée « décédé », ou bien encore la forme évanescente « il nous a quittés » n'ont pas pu être prononcés ni par elle, ni par moi. Peut-être imaginions-nous que le terme utilisé nous permettrait d'espérer une issue moins définitive ou amoindrirait notre peine.

Certaines personnes sont probablement si « inutiles » qu'on ne s'aperçoit pas de leur mort. Pour d'autres, c'est tout le contraire. Exactement comme le professeur Doderlein.

Son agrégé, l'autre professeur devenu chef de service à son départ, a tenu un discours poignant :

« Je suis un homme brisé. Je ne sais pas comment vivre sans toi. J'ai perdu mon alter ego. Mon mentor. Celui qui m'a appris la médecine, la gynécologie, la vie. Celui que tout le monde respectait, celui que tout le monde adorait… »

Puis mes oreilles ont bourdonné, je n'entendais plus rien. J'ai avancé avec le cortège machinalement pour m'approcher de la boîte qui contenait notre héraut.

« Que soit magnifié et sanctifié son grand nom… »

Le rabbin a arraché, comme il est coutume, un morceau des chemises de ses fils et de sa femme par analogie avec l'intensité du deuil. Ce petit bruit de craquement a résonné dans le silence de mort qui régnait malgré la foule et nous avons ressenti avec la famille cette déchirure.

Les yeux embués de larmes, Ludivine s'est approchée et m'a chuchoté à l'oreille : « Regarde Flora, Alexandre est là. »

Mon sang n'a fait qu'un tour. Il était venu lui aussi de je ne sais où par respect envers son maître. Je ne m'étais jamais autorisée à le retrouver *via* les réseaux sociaux, prétextant que le passé devait appartenir au passé. Que c'était dans l'ordre des choses. Je craignais aussi ne pas lui avoir manqué.

Mais ce jour-là, j'avais décidé de rattraper le temps perdu, de remplir les vides constitués par toutes ces années, avant qu'il ne soit trop tard… Nous nous sommes fixés un bon moment. Nous étions d'accord. Qui pourrait résister au plaisir de goûter une vieille soupe et de voir si réchauffée elle est encore meilleure ? Puis, chacun est reparti dans le tourbillon de la vie.

J'ai beaucoup observé la valse des patients pendant mes années à l'hôpital puis à mon cabinet. Ceux qui entrent, ceux qui sortent, ceux qui partent pour mieux revenir, ceux qui entrent pour ne plus jamais repartir et qui achèvent ainsi leur histoire...

Je laisse aux philosophes le soin de parler de la mort, en particulier Jankélévitch, qui lui a consacré un ouvrage[1] où il écrit : « L'existant, rendu soudain invisible comme par l'effet d'une prodigieuse occultation, s'abîme en un clin d'œil dans la trappe du non-être. » Ce qui me paraît plus intéressant en tant que médecin, c'est précisément de réfléchir au moment de la mort.

Ma patiente de 69 ans se battait depuis des années contre un mélanome métastatique, mais la maladie prenait le dessus. Elle glissait vers le coma petit à petit, elle s'enfonçait. L'équipe infirmière, comme il est d'usage, avait prévenu son fils. Nous avons coutume de désigner cet appel par l'expression « avis d'aggravation à la famille ». Il allait arriver d'une minute à l'autre. Elle respirait à peine, elle n'était plus consciente depuis longtemps. Son manteau encore sur le dos, son fils a juste eu le temps de l'embrasser sur le front, de lui dire qu'il l'aimait, de lui dire au revoir. Puis le cœur de sa mère s'est arrêté – elle est morte, la pauvre, selon la formule consacrée, et nous avons prononcé le décès. Comme si elle avait attendu ce moment pour partir.

Quand faut-il mourir ? C'est une question que les gens confrontés à la maladie, soignants ou soignés, se sont tous posée.

1. Vladimir Jankélévitch, *La Mort*, Flammarion, 1977.

Une patiente de 71 ans avait été admise par les urgences pour exploration d'une maladie bulleuse (elle avait des larges ampoules flasques sur certaines zones du corps) dans le service de dermatologie dans lequel j'étais chef de clinique (c'est le grade post-internat). L'interne n'avait pas encore pris connaissance de son dossier au moment où son cœur inopinément a cessé de fonctionner.

« Mme M. ne respire plus, elle n'a pas de pouls ! » a hurlé Bana, l'infirmière, en traînant le chariot de réanimation prévu à cet effet. Et, sans réfléchir, ni à ses antécédents ni à sa vie actuelle, nous l'avons « massée ». Nous lui avons administré de l'adrénaline et, après avoir réussi à la récupérer, nous l'avons adressée en service de réanimation, fières de nous. Son mari, qui vivait à ses côtés depuis presque cinquante ans, reconnaissant, était fou de joie.

Le lendemain matin, je suis allée prendre de ses nouvelles en unité de soins intensifs. Je l'ai repérée dès mon arrivée au poste de soins. Elle était toute mignonne assise dans son fauteuil. Elle échangeait quelques mots avec son mari. C'était une patiente sédentaire, peu autonome, qui se déplaçait en fauteuil roulant ou avec un déambulateur, elle vivait paisiblement à son domicile avec son mari.

Pourtant, mes collègues réanimateurs m'ont vertement réprimandée. « Mais enfin Flora, ça va pas de réanimer une dame dans un état pareil ? Tu crois qu'on a assez de places en réa pour se permettre ça ?

— Quel état, voyons ? Ils sont adorables tous les deux. Elle sourit à son mari, il la sait à ses côtés, il l'aide, il la dorlote. Et ils ne sont pas prêts de toute façon. »

Non, ce n'était pas assez pour les réanimateurs, un tel niveau de dépendance ne justifiait apparemment pas de lui donner la chance poursuivre son chemin. Les lits sont comptés.

Qu'appellent-ils « vivre » ? Qui a le droit de vivre ? Ils n'ont pas un cœur de pierre, mes collègues. Ils sont juste confrontés à un choix. Il n'y a pas de place pour tout le monde, qu'on le veuille ou non. Il faut assurer la régulation. Ils doivent faire un tri. Cette notion de tri est vieille comme le monde. Sur les lieux d'accident, sur les champs de bataille, aux urgences. J'ai parfois du mal à m'y faire : qui sommes-nous pour décider de qui sauver en priorité ou non ?

Puis, sur cette question précisément, feindre d'ignorer la question économique alors qu'elle doit être au premier plan dans le débat public laisse les soignants, les malades et leurs proches, seuls face à leurs convenances.

Pour ma part, je crains souvent de faire le mauvais choix.

En fait, la question « Qui a le droit de vivre et comment ? » se pose aussi avant la naissance. Ce tri s'effectue déjà en amont. D'abord par la sélection naturelle, lorsque les altérations chromosomiques de l'embryon l'empêchent d'achever sa croissance. Plus artificiellement également « grâce » à la science. J'ai eu l'occasion d'y réfléchir en service de gynécologie et de génétique. Certaines anomalies sont dépistées par des tests dans le sang et le liquide amniotique, chez des femmes à risque ou non, ou par des images radiologiques comme dans le cas de la trisomie 21. Ces anomalies conduisent à un choix délicat pour les parents. Une interruption dite « thérapeutique » de grossesse peut le cas échéant être proposée. C'est certainement l'option que je choisirais si les généticiens me le conseillaient.

Faut-il faire vivre un enfant porteur d'une anomalie ? Prend-on le risque de le faire naître et de ne pas le voir grandir heureux ?

Quel dysfonctionnement est tolérable ? Selon quels critères ? La souffrance potentielle de l'enfant, de son entourage, le regard d'une société soi-disant plus inclusive mais demeurée très normative et attachée au paraître…

Normative, voire à la recherche de progrès, et d'efficience, la science permet désormais de réparer des gènes défaillants et d'éviter certains états sévères. On l'a déjà réalisé avec succès sur des patients atteints de myopathie de Duchenne de Boulogne. La séquence génétique responsable a été corrigée avant la naissance et les bébés ont ainsi pu naître sans handicap. On ne peut que saluer cette avancée scientifique majeure en observant des enfants myopathes continuellement assistés pour bouger ou pour respirer, comme j'en ai côtoyé à l'hôpital Necker. Ils finissaient par décéder après avoir enduré tant de douleurs.

En revanche, je suis plus dubitative quant à d'autres types d'« intervention ». Des scientifiques chinois et israéliens parviennent à réparer l'ADN de bébés porteurs de nanisme chez des parents en demande. Être de petite taille nous paraît un état pathologique à éviter ? Quels autres « états », outre ceux qui empêchent de respirer et de manger, sont désormais susceptibles d'être évités ? Quelles améliorations voudrons-nous apporter à l'humanité ? Quel tri allons-nous programmer ou non avant la naissance et au cours de la vie ?

Ainsi, la promesse transhumaniste est devenue un sujet d'actualité. Une société ambitionnerait même de changer le devenir humain en se servant de diverses technologies (organes artificiels, intelligence artificielle…). Le corps considéré comme une enveloppe vieillissante serait à robotiser pour être prolongé, le tout en dissociant corps et esprit. Alors que l'esprit avance indéniablement avec l'âge, il suit des variations parallèlement à celles de l'enveloppe. Le prolongement de la vie par des outils est prôné en limitant les singularités, en espérant la perfection et l'immortalité. L'incurabilité telle que les soignants sont amenés à l'observer tous les jours, représentée désormais dans le regard collectif par le cas de Vincent Lambert, est un affront à cette vision.

L'idéologie transhumaniste se veut avant-gardiste.

Mais tout créer, tout remplacer, n'est-ce pas là un faux progrès, voire une dérive ? Cette idéologie très angoissante pourrait s'apparenter à un eugénisme.

Faut-il vraiment tout pallier ? Faut-il tout traiter ? Faut-il autoriser tous les artifices pour donner ou garder la vie ?

Nietzsche, au contraire, défendait le « mourir au bon moment » ou bien encore « mourir à temps ». Il disait :

« Le malade est un parasite de la société ; une fois atteint un certain état, il est inconvenant de vivre plus longtemps. »

Mais c'est quand, ce bon moment ? Tout le monde ne décède pas à 95 ans au fond de son lit, entouré de sa gentille famille, sans jamais avoir souffert et après avoir correctement coché toutes les cases de sa vie.

D'abord, on espère que cela arrivera tard, de la manière la moins surprenante possible et avec un « bilan » des plus positifs, et un jour où le décès s'intègre parfaitement dans l'agenda des enfants. Rien de pire que l'inattendu dans une mauvaise nouvelle. Rien de pire que de devoir gérer à la fois sa stupéfaction et sa tristesse.

Les proches des gens endeuillés tentent immanquablement d'atténuer leur malheur. Mais ces tentatives sont souvent irrecevables : « Il était âgé, il a eu une belle vie, il n'a pas eu mal... » Voire carrément déplacées : « Tu trouveras quelqu'un d'autre, tu es encore jeune... » Ou, pire, la remarque indécente subie par Mrs O'Brien, le personnage joué par Jessica Chastain dans *The Tree of Life* de Terrence Malick, dont un des enfants vient de mourir : « C'est dur, mais tu as d'autres enfants... »

Une patiente âgée de 91 ans, sans antécédent particulier, ni médicament en cours, était venue me consulter pour des lésions pendulaires d'une aisselle devenues gênantes. Lorsqu'elle s'est déshabillée, j'ai vu son sein droit, très différent du gauche, avec un mamelon rétracté, une peau épaissie, rouge et rugueuse. Il s'agissait d'un cancer rare du sein qui avait diffusé vers la peau. Elle a senti mon désarroi mais n'a rien laissé transparaître. En fait, son médecin traitant « savait déjà » dans la mesure où il l'avait examinée deux jours avant et avait pris rendez-vous pour elle chez un cancérologue. Quelques jours plus tard, le cancérologue m'a houspillée au téléphone parce qu'elle ne s'était pas présentée, sans prévenir, à sa consultation. Il croyait qu'elle avait suivi mon conseil de s'abstenir de tout traitement vu l'avancée de la maladie.

Ce cancérologue me connaissait et savait que je n'étais pas une acharnée des traitements, notamment chez les sujets âgés. Six mois auparavant déjà, il avait décidé, contre mon avis, de faire une chimiothérapie sur un lymphome cutané à un patient dément et grabataire. Mais pour son cas à elle, je n'avais rien dit. Elle avait compris seule, elle avait préféré choisir plutôt que de subir. « Mais enfin, tu aurais décidé quoi si c'était ta mère, qui peut la blâmer de décider de ne rien vouloir d'agressif ? » lui ai-je rétorqué.

L'attitude des patients et celle de leur entourage diffèrent quant au comportement à adopter sur une « fin de vie » supposée ou réelle. Certains sujets, souvent un peu âgés mais pas toujours en mauvaise santé, veulent devancer l'appel ; ils souhaitent être euthanasiés bien avant de devenir des boulets. Quelle gageure difficile à envisager ! Cela commence à être le cas en Belgique où l'on évoque la barrière de l'âge pour stopper les investigations ou les soins.

D'autres ne souhaitent céder leur place en aucun cas. La vie, c'est ce qu'ils connaissent, ils insistent pour ne pas la quitter.

« Ma maman a cette grosse jambe droite depuis dix jours ! » me signalait une dame âgée de plus de 70 ans qui accompagnait sa mère en consultation. La vieille dame avait de lourds antécédents cancérologiques, dont un cancer de vessie multitraité. L'examen clinique montrait un gros ganglion (adénopathie) qui comprimait le pli de l'aine droit, ce qui empêchait un bon retour veineux et lymphatique et provoquait ainsi une grosse jambe. J'ai proposé de ne faire qu'une échographie en vue d'une éventuelle exérèse de ce ganglion gênant pour lever la compression. Je ne voulais pas me lancer dans des IRM (imagerie par résonance magnétique) ou des scanners si aucun autre traitement que symptomatique n'était envisagé.

Mieux vaut ne prévoir des explorations que lorsque leur résultat a un réel impact sur la pathologie. Le chirurgien a tenté de retirer ce ganglion sous anesthésie très localisée, mais la douleur l'en a empêché. « Tu peux me l'endormir vraiment s'il te plaît ? » a-t-il lancé en direction de l'anesthésiste. Mais là, retour à la case départ. L'anesthésiste a refusé de pratiquer une anesthésie générale chez cette petite patiente vieille et fragile, inquiet « de ne pas pouvoir la réveiller », a-t-il indiqué. Elle n'a donc pas pu être opérée.

Améliorer le confort et soulager la douleur ne sont jamais négociables. Pour le reste quand faut-il lâcher prise ? Selon quels critères faut-il absolument décider de traiter ? L'âge, la souffrance, l'évolution de la maladie, sa réversibilité ? Quand faut-il s'acharner ? Jusqu'où faut-il aller pour éviter cet état, à ce jour inexorable, qu'est la mort ? Quand faut-il l'aider à arriver plus vite ?

« As-tu débuté la sédation de M. Fulvio, Flora ? » J'avais été surprise la première fois, en service de cancérologie, par le terme « sédation » et son aboutissement réel. J'étais réticente vis-à-vis de cette pratique, rare certes. Je ne m'y attendais pas. Nous avons tous en tête ce qu'Hippocrate a dit : « Je ne remettrai à personne une drogue mortelle si on me la demande ni ne prendrai l'initiative d'une telle suggestion », mais la réalité dépasse parfois les vieilles théories, et le mieux est l'ennemi du bien.

« Non, il n'est plus conscient depuis plusieurs jours mais je ne sais pas s'il a vraiment mal, et sa famille n'est pas encore préparée à le voir partir.

— Tu sais, il ne bouge plus, il ne communique plus, il a des escarres (plaies liées à l'appui prolongé chez les patients grabataires et dénutris, pouvant mettre l'os à nu) profondes, sa famille le voit se dégrader de jour en jour », recadra le chef de clinique.

L'euthanasie active n'est pas vraiment autorisée en France. Mais on est très à l'écoute de la souffrance. Et puis, lorsqu'on arrive dans une voie sans issue et que la marche arrière n'est pas possible, on réfléchit au cas du patient entre médecins et avec son entourage. M. Fulvio avait des métastases cérébrales, il allait très mal, son corps devenait tentaculaire tant il nécessitait de nombreux tuyaux.

L'augmentation de la dose de morphiniques dans la perfusion a été décidée afin de le soulager pleinement.

Certains cas d'école illustrent la complexité de l'aide à l'arrêt de la vie. Ainsi l'histoire de Vincent Lambert a marqué les esprits. Il vivait dans un état végétatif depuis des années à la suite d'un accident de route, mais sans assistance respiratoire ni sonde endogastrique. Il n'avait plus réellement d'échanges. On ignorait s'il souffrait physiquement ou psychologiquement. Il n'était pas en fin de vie à proprement parler. Mais le problème de départ reste entier : qu'appelle-t-on vivre ? Dans un tout autre contexte, Orwell disait une phrase intéressante : « Il ne suffit pas de rester en vie, encore faut-il rester vivant. »

Après des années de discussions, d'oppositions et d'hésitations, il a été décidé de le laisser partir doucement. Par ailleurs, cette situation nous jette à la figure notre propre paradoxe : alors qu'on sauve et qu'on crée des vies à tout prix, il a été acté d'achever celle-ci, celle d'un trop vulnérable. Avec tous les problèmes éthiques que son décès suggérait, car « de la suppression de l'horrible à celle de l'indésirable, il n'y a qu'un pas », selon une phrase de Jean Rostand.

Être une femme en médecine

Le téléphone du professeur Hirschsprung venait de s'afficher sur l'écran de mon téléphone, j'ai décroché stupéfaite dès la première tonalité. Je n'avais aucune nouvelle depuis des années. J'avais été externe dans son service en gastro-entérologie bien avant qu'il devienne chef de service et juste avant que je décide de choisir finalement la dermatologie au lieu de sa spécialité. J'avais eu l'occasion de le voir à la télévision récemment. Je l'avais trouvé moins séduisant qu'il y a dix ans, mais en forme pour un quinquagénaire avec un taux de testostérone déjà dans les chaussettes et une libido probablement déjà en voie de disparition.

« Allô Flora, tu vas bien ? »

Étonnée, je lui ai répondu : « Oui très bien et vous ?

— Écoute, voilà, je te téléphone au sujet de ton dernier jour de stage, je ne sais pas si tu t'en rappelles, c'était il y a des années, au moment du pot de départ des internes et des externes…

— Oui, je m'en souviens, on avait parlé longtemps tous les deux dans votre bureau juste après de ma future carrière en gastro, je voulais rester à l'hôpital à l'époque et j'espérais que ce soit dans votre service. J'avais tellement appris et aimé ce stage… »

Il s'est raclé la gorge. Je comprenais mal le but de son appel. J'aurais adoré qu'il ait eu lieu des années plus tôt !

« J'étais sur le point de divorcer à l'époque, je t'avais dit que tu me plaisais… » Il semblait hésitant. La mémoire me revenait petit à petit. « Je t'avais embrassée sans même te demander si tu étais d'accord, me dit-il.

— Vous m'appelez parce que vous êtes inquiet ? Bien sûr que j'étais d'accord, c'était même plutôt agréable dans mon souvenir. »

Je n'ai pas osé lui avouer que non seulement ça m'avait plu, mais que débordante de désir pour lui à l'époque, j'aurais volontiers été plus loin à ce moment précis, dans le huis clos de son bureau, au milieu des comptes-rendus hospitaliers éparpillés… Ce n'était pas le sujet.

Je l'ai senti soulagé. On a discuté un instant de la médecine en général, de l'hématologie, une des spécialités que j'avais envisagées, puis de la dermatologie. Je lui ai dit que j'étais ravie d'avoir eu de ses nouvelles et j'ai dû abréger notre conversation pour me rendre à mon cabinet. Étrange, cette débandade matinale.

Que s'était-il passé pour que le professeur Hirschsprung, d'ordinaire si sûr de lui, se réveille en sueurs ? J'avais entendu parler du mouvement #MeToo aux États-Unis et du producteur de films Harvey Weinstein. J'avais à peine suivi, me sentant trop éloignée du milieu du cinéma hollywoodien. J'ai alors réalisé que ce mouvement avait pris de l'ampleur, s'était exporté et avait libéré la parole des femmes – ce qui est forcément une bonne chose. Il est nécessaire de pointer toutes les violences faites aux femmes, de dénoncer les inégalités de traitement. Il est toujours utile de condamner l'ancrage de la suprématie masculine dans les inconscients, et l'outrage machiste.

Mais, l'ouragan Weinstein avait là décoiffé dans sa progression de (trop ?) nombreux hommes qui semblaient totalement paniqués. Le jugement féministe avait-il également pénétré le milieu médical ?

Les femmes s'interrogeaient, parfois elles se lâchaient. Comme tout le monde, j'ai commencé à réfléchir, à observer certains éléments, anodins ou non, auxquels je n'avais jamais prêté attention, à travers le filtre #MeToo : les catalogues de jouets, les expressions comme « garçon manqué », la danse, le rose et le bleu, le regard des professeurs sur mes cahiers mal tenus, mes crises de rébellion, les publicités, les émissions télévisées de mon enfance…

De quel œil serait vue la playmate de 19 h 45 des années 1980 ? Une femme à moitié nue se trémoussant à un horaire de grande écoute, juste avant le journal de 20 heures. Quelle serait désormais notre lecture de *Belle du Seigneur*, notre vision de Solal et d'Ariane ? Fallait-il ne plus lire *Les Liaisons dangereuses* ? Cécile de Volanges était-elle vraiment consentante ? Valmont doit-il être considéré comme un séducteur ou comme un serial violeur ? Fallait-il jeter au panier l'œuvre de Camus qui déclarait lors de la sortie du *Deuxième Sexe*, de Simone de Beauvoir, que ce livre « déshonorait le mâle français » ?

Je me suis donc interrogée sur ma condition de femme, sur le rôle des femmes, pour la toute première fois à cette occasion. Je mesure la chance d'avoir le loisir de cette interrogation. De trop nombreuses femmes ne l'ont pas. Évidemment, je prenais le train en route, le terrain ayant été largement déblayé. Les batailles et les avancées des féministes étaient-elles insuffisantes ?

Avant même de regarder la progression de la soumission totale et parfois couvrante des femmes en Orient et en Extrême-Orient, assistions-nous là, maintenant, dans nos pays dits développés, à une stagnation, voire à un recul sur la question des droits de la femme (considération, sécurité, vie sociale…) qui méritait un nouveau soulèvement féministe ?

Tant sur le plan personnel que professionnel, je n'avais jamais été inquiétée, ni en tant que fille ni en tant que femme. Certes, dans mon enfance, je percevais bien l'existence de différences par rapport à mes frères et une certaine cohésion avec mes sœurs sur certains sujets, mais pas vraiment d'inégalités.

« La nature crée des différences, la société en fait des inégalités », a dit Tahar Ben Jelloun.

J'ai vu mes frères pleurer et personne à la maison pour s'abaisser à des phrases déplacées, imprégnées de stéréotypes sociétaux, comme « Fais pas ta fillette ». J'ai déjà joué à la poupée avec mes frères – mais jamais en public, ils en auraient été gênés. Ils auraient craint d'être traités de « fille », de « tapette »…

La virilité est la première convention imposée aux hommes dès leur plus jeune âge. On leur inculque, de manière active ou passive, la force, la puissance. Ils ne sont pas censés pleurnicher, avoir l'air fragile... Comme si le pire pour un homme était d'être considéré comme une femme.

Je ne déplore pas forcément que les choses soient genrées, si cela n'est pas au détriment des femmes ; ce qu'il faut surtout souhaiter, c'est le respect de l'égalité. Pourquoi les différences hommes-femmes seraient-elles forcément porteuses de discriminations ? Pourquoi les filles seraient-elles les seules à souffrir d'inégalités ? Pourquoi un déséquilibre des libertés en faveur du genre masculin continuerait-il d'exister ?

Un jour, je suis entrée à la faculté de médecine. À l'université également, le terrain avait déjà été déblayé. Ma promotion comptait autant de filles que de garçons et aucun écart manifeste de niveau entre les deux sexes. Le courage, la réflexion, la perspicacité... appartiennent bien aux deux genres indistinctement. La major, c'est vrai, s'appelait Pauline, une fille, mais le deuxième, lui, s'appelait Édouard – deux prénoms classiques de tête de classe en somme.

Puis ont débuté les stages dans les différents services, les déjeuners en salle de garde, les visites au chevet des malades. Je ne sais pas si les médecins sont plus sexistes que les garagistes ou les comptables, ils ne le sont cependant pas moins, et ils sont démonstratifs.

Certains étaient vraiment très lourds : ceux qui m'ont appelée « doudoune », ceux qui m'ont dit « Ta blouse est trop large et c'est dommage » ou ceux qui ont traité Adrian de « petites couilles », expression tout aussi sexiste. Ce genre de propos dénotait d'une ambiance globalement phallocrate qu'on n'aurait jamais dû accepter, alors que Gisèle Halimi disait : « Ne laissez rien passer dans les gestes, le langage, les situations qui attentent à votre dignité. Ne vous résignez jamais ! »[1]

Avec mes copines, lorsqu'on se retrouvait, on s'étonnait ensemble de voir jusqu'où le manque de romantisme de certains, pensant nous conquérir, allait. Devions-nous réagir ? Devions-nous faire le travail d'éducation de leurs mères ? On en aurait rempli des porcheries si on les avait tous balancés. Ces attitudes grossières et inappropriées nous paraissaient lamentables et à revoir absolument, mais pas dangereuses ou violentes pour autant. Doit-on réprimer ou criminaliser toute expression du désir masculin ?

La plupart de mes congénères heureusement, à ma connaissance, sont devenus des chirurgiens et des médecins brillants et pas, à ce que je sache, des délinquants sexuels. L'atmosphère de notre quotidien était frappée de sexualité et tout univers hypersexualisé comme le nôtre est jugé plus favorable aux hommes, alors que de nombreux hommes s'y sentaient gênés.

À l'hôpital, je n'ai pas vraiment remarqué d'inégalité de traitement. Le harcèlement moral touchait autant les

1. Le Monde, entretien du 22 septembre 2019.

femmes que les hommes. Je n'ai jamais subi de harcèlement sexuel, je n'ai jamais eu à subir une hiérarchie masculine nuisible, contrairement à de nombreuses soignantes, semble-t-il. J'ai probablement eu beaucoup de chance. Ce d'autant qu'il existe parfois une telle complicité entre les médecins que dénoncer ce genre de faits n'est pas aisé. Aussi sont-ils dissimulés ou minimisés.

Nos conditions de vie étaient précaires. Nos salaires (de misère) étaient identiques. Les jeux de pouvoir s'exerçaient, la rivalité entre les femmes montrait que la compétition n'était pas l'apanage des hommes. Lorsque les femmes en médecine arrivaient à des postes de professeurs, elles ne se montraient pas moins écrasantes que les hommes, certaines étaient de grande qualité, d'autres étaient des monstres.

Les gens sont-ils vraiment déterminés à se conduire d'une manière ou d'une autre selon leur sexe ?

Depuis que j'exerce en libéral, j'observe mes patientes. En dermatologie, non seulement les praticiens sont souvent des femmes (plus des trois quarts), mais les patients sont très fréquemment des patientes. J'écoute leurs histoires, je m'intéresse à leurs choix de vie.

Pour ma part, je n'ai jamais très bien compris les femmes au foyer à durée indéterminée. Non pas par mépris. Ce n'est pas non plus par anticonformisme, en considérant que le patriarcat adopté de longue date par les femmes et les hommes soit la norme. Alors pourquoi ?

D'abord, parce que j'ai peur qu'il soit aliénant pour une femme, comme pour un homme, d'être cantonnée au foyer ; puis, personnellement, je ne veux pas avoir la sensation d'être dans l'ombre de quelqu'un, je ne veux pas devenir uniquement « la femme de ». En souvenir de Simone de Beauvoir, qui déclarait : « Je ne voulais pas mener une "vie d'intérieur", ce qui est la chose la plus écrasante dans la condition féminine. »

D'ailleurs, les femmes au foyer ne sont malheureusement pas toujours très à l'aise avec cette situation, quand bien même elle ait été choisie dans l'harmonie. Elles disent volontiers : « Je m'occupe de mes enfants » et indiquent « À mon compte » dans leur profil sur les réseaux sociaux.

Mais, manifestement, les femmes qui travaillent ne sont pas plus à l'aise. Elles ne se polarisent pas sur leur foyer, elles voient moins leurs enfants, elles sont jugées trop ambitieuses, voire arrivistes…

La société continue de regarder les femmes et d'émettre une opinion sur leur façon de vivre, les hommes en sont épargnés.

Un beau jour, après le lancement du mouvement #MeToo, le sexisme pour grille de lecture, j'ai décidé de m'intéresser au féminisme. À la faculté, je m'étais un peu engagée au planning familial, en particulier pour aider les jeunes filles qui souhaitaient avoir recours à l'avortement. Mais, je n'avais jamais essayé de rentrer dans une association féministe. J'ai tâtonné, j'ai découvert les différentes organisations, je me suis demandé quel type de féministe je voulais être. J'ai appris qu'on parlait beaucoup de « néoféministes ». Pourquoi néo ?

Le féminisme était-il une théorie à moderniser, à réinventer ?

Je n'avais pas passé de diplôme de féminisme, il me fallait une formation accélérée. Une patiente m'a proposé de l'accompagner à un meeting féministe. J'ai osé m'y rendre avec elle. Si certaines interventions étaient intéressantes, d'autres m'ont littéralement scotchée. D'abord, l'esprit de revanche vis-à-vis des hommes en général, émanant de certaines enfermées dans une sororité absolue. Une chasse aux sorciers généralisée. Je me suis demandé si je n'aimais pas trop les hommes pour me trouver là. L'homme était-il juste devenu un mâle nécessaire ? Puis, la course à la plus féministe, la surenchère de vertu, et enfin les confusions indigestes à propos des dragueurs, des harceleurs, des violeurs… Et comme tout combat même légitime au départ, porté à son paroxysme, il pourrait facilement virer suprémaciste.

J'ai compris que le féminisme, le féminisme car il n'y a qu'un seul féminisme, ne devait être ni mercantile, ni opprimant, ni exclusif. Il devait être universaliste sans confrontation, et cette égalité devait profiter aux hommes comme aux femmes. Nous sommes sur la même barque.

Le féminisme n'est pas un combat de femmes. C'est un combat pour l'égalité, celui d'Olympe de Gouges. Ainsi le droit à l'avortement concerne toute la société. Ce n'est pas un droit des femmes. C'est un droit humain fondamental puisque c'est une forme d'esclavagisme que d'obliger un couple à avoir un enfant contre son gré.

Que disent les médecins ?

On ne comprend jamais rien à ce que disent les médecins. À croire qu'ils le font exprès ! Ils emploient un jargon opaque avec des abréviations et des mots inconnus. Leurs explications, quand ils daignent nous en donner, ne sont jamais claires. Ils ne s'adressent pas vraiment à nous. Ils font preuve d'un tel mépris envers les malades et d'une telle complicité envers leurs semblables. Tel est le ressenti de nombreux patients.

Soignants et soignés peuvent-ils parvenir à se parler ?

Tout se met en place dès le départ pour que les médecins et les patients ne soient jamais sur la même longueur d'onde. Cela débute dès les études de médecine.

En première année commence le long apprentissage d'une toute nouvelle langue. Chaque métier a bien sûr un langage particulier, des expressions qui lui sont propres. Par exemple, la « diligence » pour les notaires n'est pas un véhicule ancien mais un zèle poli. Ce terme très littéraire existe en dehors de ce cadre. Cela s'observe désormais dans les bureaux avec l'introduction d'anglicismes : « J'attends un call puis je serai en one to one, on va devoir brainstormer sinon je vais vite être lost… »

Mais le langage médecin est encore plus complexe puisqu'il est un patchwork de multiples entités. D'abord, le latin et le grec, usités pour certains noms ou certaines dénominations ; dans les planches anatomiques : le cubitus (os du bras), le foramen ovale (*foramen* veut dire « trou » et celui-ci est dans un os de la boîte crânienne), le rete testis (filet qui est le tissu interne de soutien des testicules) ; dans des descriptions histologiques c'est-à-dire dans les descriptions des tissus observés au microscope (épithélium, lamina densa), dans certaines maladies (lupus pernio, une maladie dermatologique du visage très affichante). On rencontre aussi l'anglais : tennis elbow, plus récemment les clusters (foyers épidémiques).

Autres termes « barbares », les noms propres, car les scientifiques aiment bien laisser leur empreinte sur des éléments anatomiques ou sur leurs découvertes, surtout lorsqu'ils portent des noms compliqués : les trompes de Fallope (sans rapport avec un cocu qui aurait un cheveu sur la langue), le bacille de Koch (à l'origine de la tuberculose), la tumeur de Buschke-Lowenstein (énorme tumeur génitale liée au papillomavirus). Les scientifiques les plus chevronnés ont laissé leur nom à plusieurs maladies : le sarcome de Kaposi (notamment décrit dans les années 1990 chez les malades du sida), le syndrome de Kaposi-Juliusberg (surinfection par le virus de l'herpès d'un eczéma chez un atopique)…

Certaines pathologies sont des maladies (effroyable maladie de Charcot qui paralyse petit à petit), d'autres des ensembles de symptômes ou de maladies regroupés en syndrome : syndrome de Sjogren (à l'origine de muqueuses sèches et souvent associé à d'autres maladies)... Les noms varient selon qui les emploie : en France, la fracture du poignet s'appelle une fracture de Pouteau-Colles, que les Anglo-Saxons nomment simplement *Colles' fracture*.

Chaque spécialité a également ses propres termes, comme les termes en imagerie dont seuls les radiologues ont le secret : image hypoéchogène, hyperfixation en signal T1...

En dermatologie, nos descriptions fleuves associant les lésions élémentaires endormiraient un insomniaque : placards érythémato-vésiculo-bulleux sur fond urticariforme, semis pustuleux à contours émiettés... Nous avons même imposé des couleurs : en dermatologie, les lésions de lichen plan sont violines (le lichen est une maladie dermatologique non infectieuse), certaines plaques sont blanchâtres. Dans une maladie du métabolisme, la porphyrie, les urines sont couleur porto au lieu d'être claires (ce qui est donc un signe de surcharge).

En psychiatrie, certains termes semblent courants, mais ils n'ont pas le même sens que dans le langage usuel : il est maniaque (ce n'est pas celui qui range tout parfaitement, c'est une allusion à la phase d'excitation observée dans les états bipolaires), elle a une personnalité hystérique (un désordre névrotique et pas juste un très gros enthousiasme).

Il existe des termes anatomiques très jolis, comme vaginale testiculaire (sorte d'enveloppe du testicule), ou bien des descriptions cliniques très imagées, comme mont de Vénus (du pubis féminin), éruption en ailes de papillon dans le lupus cutané (des rougeurs bilatérales du visage distribuées de façon symétrique selon la forme d'ailes de papillon). Une orchidectomie est sans rapport avec la fleur, c'est une expression chirurgicale qui désigne l'exérèse d'un testicule (*orchis* en grec).

Dans la coqueluche, on retrouve une toux en chant du coq (d'où le nom de la maladie), chez l'enfant les fractures nettes sont dites en bois vert (on imagine le craquement franc du petit os à leur origine). En neurologie, on parle du phénomène de roue dentée dans les syndromes parkinsoniens lorsqu'on observe une rigidité difficile à réduire d'un membre.

En imagerie sont dépeintes des images en verre dépoli, en feuille de fougère… La métaphore la plus poétique selon moi désigne une situation catastrophique : le lâcher de ballons sur une radiographie thoracique annonce l'existence de multiples métastases pulmonaires. « Regarde, son cancer s'est disséminé, il existe un lâcher de ballons. »

Sans compter toutes les abréviations. Les djeunes tentent de nous en subtiliser : « Mon copain a des soucis, il est en PLS. » *PLS* signifie « position latérale de sécurité », c'est-à-dire une position de protection dans certains états graves.

Nous baignons dans cette « novlangue » en permanence. Nous prenons vite l'habitude entre nous de ne plus nous abaisser à un langage commun. J'ai reçu un étudiant de sixième année récemment pour une tuméfaction talonnière, il m'a tenu ce langage (étrange) : « J'ai des douleurs si aiguës, pulsatiles, insomniantes qu'elles sont à l'origine d'un pouls filant. » Il parlait comme on rédige une question d'internat.

Les médecins évoluent en stricte autarcie, acquièrent des mauvaises habitudes de vie à l'hôpital. Elles sont liées à un cadre de vie désorganisé et misérable : le retard, car parfois quatre patients sont prévus sur le même horaire de consultation, le bureau pas ou mal rangé, les cartons non défaits et entassés... Ces habitudes sont parfois difficiles à quitter même des années plus tard, et les patients s'en aperçoivent lorsqu'ils attendent parfois très longtemps sur les canapés défoncés de nos salles d'attente.

Notre écriture change également jusqu'à devenir illisible sur des supports improbables de papier bible recyclé, ce qui n'étonne personne. Seuls les soignants parviennent à se lire entre eux.

Nous avons coutume de nous réunir lors de staffs (équivalents moins élégants des think tanks) où seul le « médecin » est parlé.

Cette imprégnation est donc inévitable. Ce langage-jargon envahit notre sphère privée, s'immisce dans toutes nos conversations, et gêne notre façon de communiquer avec les patients. Bien que les malades attendent de nous un langage scientifique garant de notre labeur et de nos diplômes, ils ont besoin de messages simples car ils sont parfois perdus.

La peur de la blouse blanche n'aide pas au rapprochement. Je n'aime pas le terme « vulgarisation » car il comporte le mot « vulgaire », je préfère employer le terme « simplification ».

Qui n'a jamais dû demander à son copain médecin de venir avec lui à une consultation ou aux urgences pour aider à comprendre ? J'ai accompagné un matin ma sœur Mira aux urgences pédiatriques parce que Evan, mon neveu, avait un torticolis fébrile extrêmement douloureux. Je ne dis jamais de prime abord que je suis médecin, je laisse toujours venir. Après l'examen clinique et le scanner cervical et cérébral, l'interne d'ORL qui allait le prendre en charge dans son service est venu nous déclarer : « Il existe un abcès rétropharyngé énorme qui comprime probablement le paquet jugulo-carotidien, nous allons faire des examens complémentaires pour voir s'il n'y a pas de phlébite de la veine jugulaire (présence d'un caillot de sang dans la veine du cou) et je reviens vers vous. » Voilà, débrouillez-vous avec ça. Le temps imparti à l'explication s'était vite achevé. L'interne avait dû vaquer à des tâches plus nobles, qu'il jugeait plus médicales.

D'autres éléments que le problème du langage interfèrent sur la relation soignant-soigné, comme le défaut d'enseignement du contact avec le patient.

Personne ne nous a vraiment fait de cours à la faculté sur la gestion du rapport soignant-soigné, l'annonce du diagnostic, le dialogue avec les familles. Ce contact est laissé à l'appréciation de chacun. Je ne parle même pas d'empathie, juste de communication. Nous prenons pour habitude de garder une distance avec le patient, de rester derrière une barrière virtuelle, de ne pas nous impliquer trop personnellement, sans nous laisser envahir de sentiments. J'aime à penser que ce n'est pas par mépris mais pour être plus actif en ne se focalisant que sur la maladie elle-même.

Au cours de nos passages dans les centres hospitaliers universitaires, cette carence ne se comble pas, bien au contraire. Ce sont des lieux immenses, impersonnels, où il faut être rentable. On doit y traiter les patients le plus rapidement possible et à moindre coût, le tout dans un système vieillissant et incapable de changements profonds. Les soignants s'agitent tous les jours à corriger ses différents dysfonctionnements pour que les patients ne les remarquent pas.

Ainsi, on y soigne plus des pathologies, ou une série de pathologies, qu'une personne dans son ensemble, avec ses angoisses et celles de son entourage. Le surmenage des soignants n'est pas une excuse, mais il limite considérablement le dialogue. Les soignés concluent inévitablement à un manque d'intérêt à leur égard ou pire. Nous faisons parfois comme si le patient ne pensait rien, ne parlait pas, devait tout approuver sans mot dire.

Certains d'entre nous apprécient surtout le côté scientifique de la médecine, les énigmes à résoudre, les problématiques. Ils sont plus à l'aise avec les pathologies qu'avec les malades eux-mêmes. Cela ne signifie pas que les médecins ne sont pas humains. Ce sont de bonnes personnes dans une très large majorité. Je pense notamment à mes amis chirurgiens qui passent voir leurs patients en coup de vent avant d'aller opérer.

Les chirurgiens, ces réparateurs de l'extrême, ceux qui ont, selon moi, pris la plus grande part de la « vénération divine » dont parlait Maïmonide, lui-même docteur en médecine.

« Bonjour, bien dormi ? » balancent-ils à l'entrée de la chambre alors qu'il fait encore nuit, sans toujours attendre la réponse. Ils sont polarisés sur leur intervention, sur la guérison, pas sur les relations. C'est là que réside le malentendu avec le public : soigner est la seule priorité du soignant. En échangeant entre collègues sur son cas, en reprenant tous les éléments de son dossier un par un, en lisant des articles récents traitant de sa maladie…

Ils n'usent pas forcément de ce temps, de cette patience, de cette énergie, pour la discussion avec le patient. La priorité, c'est l'efficacité. Le personnage du docteur Gregory House est probablement construit à partir de cette constatation. Bien que trop caricatural, et c'est heureux, pour être réaliste, il montre bien à quel point un médecin peut se pencher intensément sur un cas en évitant toute conversation avec l'intéressé.

L'annonce de la maladie est la chose la plus difficile pour un médecin, quel que soit son domaine de compétence. Adopter la bonne attitude, trouver les bons mots. Employer par exemple un mot du langage courant, n'appartenant pas au domaine du cancer dans l'imaginaire collectif, contrairement au mot « tumeur », même si ce terme ne préjuge pas en réalité du caractère bénin ou malin.

J'ai observé avec intérêt mes collègues et mes aînés de nombreuses reprises avant de m'y atteler seule. Dans ce compagnonnage nécessaire, j'ai beaucoup appris.

Lorsque j'ai été interne en hématologie, je m'effondrais avec la famille lors de l'annonce du diagnostic de lymphome de Hodgkin ou de leucémie. Pleurer avec les patients n'est pas une solution, ils doivent sentir notre compassion mais également notre sérieux, notre solidité, nos encouragements. À ce moment précis, ils n'ont plus besoin qu'on soit leur semblable, ils veulent sentir qu'on domine la situation. Notre première difficulté consiste à révéler la vérité – mentir au patient n'étant pas envisageable – pour la rendre appréhendable. Notre deuxième difficulté consiste à ne pas nous montrer hésitants, ni dans le diagnostic envisagé ni dans la conduite à tenir. On s'arme des protocoles validés que l'on énonce sans délai dans une dynamique de guérison dès qu'elle est possible : « Nous allons débuter une radiothérapie sur la zone à traiter qui sera suivie d'une chimiothérapie… » Les explications plus fines ainsi que le déroulement détaillé du traitement auront lieu dans un deuxième temps, lorsque la famille aura « digéré ».

Il est impossible de tout intégrer d'un coup. De même que des questions suivront après mûre réflexion.

En oncodermatologie, j'ai bien compris qu'il ne fallait pas brûler les étapes. Une information après l'autre. D'abord : « Il faut retirer cette lésion noire, elle est très suspecte de cancer de la peau.

— Docteur, vous n'y allez pas par quatre chemins », s'étonne le patient. C'est parce que, précisément, il n'y a pas quatre chemins, mais un seul, celui de la vérité, et que la vérité ne peut pas être contournée.

Puis : « Vous avez un mélanome, c'est un cancer de la peau, son épaisseur, c'est-à-dire sa profondeur dans la peau, ou indice de Breslow, n'est pas très importante, ce qui est un bon signe. Nous allons faire une reprise chirurgicale, c'est-à-dire passer plus au large de la cicatrice pour limiter les risques de dissémination des cellules cancéreuses, qui sont faibles… »

D'abord essayer de faire passer un message qui soit le moins possible source de tergiversations. Ce n'est souvent qu'après cette nouvelle intervention que l'on évoque le bilan d'extension radiologique (à la recherche de métastases à distance), réalisé même si la tumeur n'est pas épaisse. On essaie de ne pas mélanger l'annonce de la maladie avec la prescription du bilan de routine, fait à titre systématique, pour laisser la place à la phase de digestion de la nouvelle.

Je n'oublierai jamais le jour où j'ai appelé en renfort un de mes chefs devant la découverte d'une sérologie HIV chez un informaticien malien venu consulter pour un zona étendu et nécrotique (des croûtes noirâtres et saignotantes m'avaient mis la puce à l'oreille). « Oui bon, c'est classique, monsieur, le Mali étant un pays très touché par le sida… », a-t-il relativisé. Une attitude loin du « guérir parfois, soulager souvent, consoler toujours »… Le temps de rattraper ma mâchoire devant sa remarque abrupte, j'ai fixé un rendez-vous au patient pour un bilan en hôpital de jour. Il ne s'y est jamais présenté.

Certaines attitudes m'ont vraiment interpellée, notamment l'inutile « bashing ». Même s'il est tentant parfois, il demeure inapproprié : « C'est de votre faute si vous avez un nouveau carcinome baso-cellulaire (tumeur cutanée fréquente souvent liée aux UV), vous n'arrêtez pas d'aller au soleil ! »

En médecine, on prend le train en marche et on cherche à avancer plutôt qu'à remuer le fer dans la plaie.

Les médecins doivent délivrer des explications et des conseils sans moralisation ni familiarité. « Ne vous laissez pas aller au surpoids de cette manière, je vous ai connu plus mince. » Le bashing entre confrères est intolérable également : « Ah bon, le docteur X vous a dit qu'il ne fallait pas l'opérer ?! Heureusement que je suis là et que je connais mon métier. » Les patients ont besoin de nous sentir appartenir à la même famille, notre confraternité, tous unis pour leur guérison.

Certaines situations m'ont totalement dépassée. Lorsque j'étais externe, je suivais un chirurgien pédiatrique en consultation, qui était vraiment une bonne personne, très bienveillante. Un matin, il revoyait une petite fille de 10 mois accompagnée de sa mère. Il avait dû l'opérer quelques mois après sa naissance d'une tumeur osseuse du tibia droit et malheureusement l'amputation d'une partie de la jambe n'avait pas pu être évitée. Alors qu'il examinait la zone de cicatrisation, impeccable, la mère était à bout de nerfs, elle devait être passée par de très mauvais moments. Voyant les larmes couler sur son visage, le chirurgien lui avait lancé : « Ne vous inquiétez pas, cette amputation est un gros traumatisme pour vous, mais cela n'en sera jamais un pour la petite. » Au vu de son expérience, il avait probablement raison, mais j'en étais restée bouche bée.

Les soignants réfléchissent-ils toujours avant de parler ?

J'admire beaucoup les médecins qui savent se montrer directifs. La fermeté est une qualité essentielle.

« Je suis inquiet par cette lésion marron de votre avant-bras droit, il faut la retirer.

— Non docteur, je vais avoir une cicatrice, on peut juste la surveiller, je vous assure elle ne s'est jamais modifiée. »

Il faut savoir quand céder, quand ne pas céder. Les fois où j'ai manqué d'autorité, je m'en suis mordu les doigts. Attention, être directif ne signifie pas être dédaigneux. En effet, l'attitude la plus condamnable est bien la condescendance dont font preuve certains d'entre nous.

« Vous avez de la chance, je suis le meilleur. » Le médecin tout-puissant qui s'imagine qu'être arrogant le rend meilleur médecin (ou chirurgien) se trouve en réalité pris dans une sorte d'autopersuasion : il veut faire la démonstration de sa supériorité. Il se place lui-même sur un piédestal. Il a soif de pouvoir. Il ne s'excuse pas de son retard, son temps, vous fait-il comprendre, étant plus précieux que le vôtre. Il vous fait l'honneur de sa présence et c'est déjà beaucoup. Quand il fait une erreur, soit il tempère, soit il l'impute à d'autres ou bien à la conjoncture, il n'est jamais désolé, semblable en cela aux hommes politiques.

En général, il s'entoure d'une cour à son image. Il attaque avec son armada et affiche des connivences maléfiques. Les patients croient qu'ils se liguent contre eux. Et là, plus question de parler d'une confraternité, mais d'une fraternité de cons.

Non pas que les cons soient plus nombreux parmi les médecins qu'ailleurs. La médecine ne garantit rien, elle n'immunise pas contre la bêtise, ni contre aucun travers de l'humanité. Mais en médecine, ils sont vite démasqués, parce qu'on ne s'y attend pas. Ils y sont plus visibles et plus nuisibles. Certains ne s'adressent pas directement au malade. « Comment il va aujourd'hui ? », ou pire : « Comment il va le gros ? » Rien n'est épargné : ni l'homophobie ni le racisme. « Alors le petit pédé de la chambre 32, il en est où ? »

Dans les années 1990, de nombreux malades du sida étaient hospitalisés dans les services : en pneumologie à cause des tuberculoses, des pneumocystoses (infection pulmonaire sévère liée à une bactérie et touchant les malades en grand déficit immunitaire) et des cancers pulmonaires, mais aussi en hématologie, en dermatologie. Cette période m'a permis de découvrir la vacuité et le cynisme de certains. J'ai entendu des remarques douteuses laissant supposer que seuls les Africains et les homosexuels contractaient cette maladie. « Il a le sida comme tous les singes ! »…

On est donc parfois loin du « Je respecterai toutes les personnes sans aucune discrimination selon leur état ou leurs convictions » du serment d'Hippocrate.

Curieusement, cette attitude déplorable ne laisse pas présager de leur niveau de compétences sur le plan purement médical. On en revient toujours aux questions qui me taraudent : qu'est-ce qui fait un bon médecin ? Quelles sont les obligations du médecin ?

Certains délèguent aux autres soignants (collègues, infirmières et infirmiers, secrétaires) le relationnel, comme s'il s'agissait d'une sous-tâche. Ils essaient d'affronter le face-à-face avec les patients le moins souvent et le plus tard possible. Je pense à une gynécologue de mon réseau qui, lorsqu'elle constate des altérations des cellules du frottis cervical (présence de cellules suspectes) d'une patiente, envoie systématiquement un courrier type : « Votre frottis présente des anomalies, veuillez reprendre rendez-vous en consultation afin de faire d'autres examens. » Et d'arguer qu'elle n'a pas le temps d'appeler chaque patiente dans ce cas pour le leur annoncer de vive voix.

Si on n'écoute pas le patient, pourquoi alors choisir la médecine ? Pourquoi un métier où la communication est nécessaire ? Parce qu'on ignore la place qu'elle aura dans notre quotidien lors de notre engagement, parce que de nombreux praticiens ont réussi à passer outre et que cela n'a choqué personne pendant des décennies…

Nous avons désiré intensément devenir médecins. Nous avons concouru pour accéder à ce titre. Lorsqu'on a décidé d'être soignant, il faut avoir en tête la dimension psycho-affective de notre profession et l'intensité de notre implication émotionnelle, comme lorsqu'on est enseignant. Il faut accepter d'écouter les doutes et les pleurs. Cette part n'est pas moins importante que la part didactique qu'est la restitution du savoir.

L'échange, la relation font partie intégrante de notre métier, auxquels on ne peut se soustraire. Chaque parole nous engage. Dieu n'a-t-il pas créé le monde par la parole ?

Que pensent les patients ?

« Salut Flora, ta patiente est avec moi ! »

Je ne comprenais pas comment ma première patiente avait abouti chez ma voisine de palier. Elle était très en avance. Elle avait sonné au cabinet mais comme personne ne lui avait répondu, elle avait tenté sa chance à côté.

Depuis le début de mon installation, j'observe le comportement et la façon d'être de mes patients. À l'hôpital, le patient est avant tout un ensemble de données médicales et sociales. Le manque de proximité, le grand nombre d'interlocuteurs, les échanges trop courts ne permettent pas de voir et de décrypter plus avant leurs attitudes. La plupart du temps des relations de soin stricto sensu s'y nouent, pas des relations humaines.

Tout m'interpelle : la prise de rendez-vous, lorsqu'ils racontent entièrement leur histoire à la secrétaire, lorsqu'ils hésitent vingt minutes sur l'horaire et le jour choisi et qu'ils rappellent le lendemain pour changer la date de leur rendez-vous ou le décaler de dix minutes.

Sans compter ceux qui font des pieds et des mains le matin pour venir et qui, au final, vous posent un lapin.

Dès l'arrivée dans mon immeuble, ils affichent, sans s'en apercevoir, une attitude régressive. Peut-être ont-ils le sentiment qu'ils vont faire face à un expert, celui qui sait, qui va leur apprendre, les diriger, et dès lors se sentent comme l'élève qui va se trouver face au professeur au tableau. Peu importent le motif de consultation et le degré d'inquiétude, s'ajoute la peur de la blouse blanche qui déjà les envahit : sur quel bouton appuyer ? Ils ont sonné à l'interphone indiquant « DERMATOLOGIE REZ-DE-CHAUSSÉE » et demandent : « C'est à quel étage ? » Ou d'autres : « Je suis coincé devant votre porte. Elle ne s'ouvre pas… » Je ne suis pas certaine qu'ils paniqueraient ainsi lors d'un rendez-vous avec un contact Tinder, ou avec leur assureur. Si on les filmait, ils ne se reconnaîtraient pas. Ils sonnent quatre ou cinq fois de suite comme des enfants abandonnés. J'ai même une collègue qui identifie ses patients habituels à leur façon de sonner. Puis, ils viennent à vous sans vraiment se présenter : « Bonjour docteur, j'ai rendez-vous avec vous ! »

Les accompagnants sont intéressants également : le conjoint fusionnel ou le vérificateur qui sera collé à vos basques, ou au contraire l'accompagnant qui se fait discret et qui ne laisse pas transparaître son angoisse, le membre de la famille qui mutualise en se rajoutant à la consultation pour vous exposer son problème… J'adore ceux que j'ai décidé d'appeler les pères et les mères « veilleux ». Les parents sans peur et sans reproche.

Je ne sais même pas ce que je pourrais leur apporter puisqu'ils font déjà tout de manière optimale.

Lorsqu'ils sont adressés par leur médecin traitant, les patients vous tendent la lettre qu'il a rédigée à cet effet. Les antécédents y figurent souvent pêle-mêle, dont certains sont embarrassants pour le patient, jusqu'à la bipolarité de la grand-mère – comme si elle était susceptible de favoriser les boutons du petit-fils.

Commence l'interrogatoire. J'essaie de les mettre à l'aise pour ne pas les voir perdre leurs moyens, établir un climat de confiance, en finir avec cette attitude régressive.

« Quel(s) médicament(s) prenez-vous actuellement ? »

La santé est souvent déléguée à un membre de la famille : « C'est ma femme qui m'a pris rendez-vous ; c'est ma femme qui sait le poids des enfants ; c'est ma femme qui connaît le nom de mon médicament… », entend-on souvent.

La recherche des noms des traitements déjà utilisés est un travail de détective.

Certaines remarques sont désarmantes : « J'ai déjà essayé tous les traitements » ; « Vous savez le petit comprimé blanc dans une boîte marron » ; « Vous voyez la crème classique très forte dans un petit tube avec un embout fin à mettre le soir » ; « Donnez-moi des noms, je vous dirai si c'est ça ». Avec une lueur d'espoir émanant des smartphones : « Attendez docteur, j'ai pris mon traitement en photo. »

Il me faut impérativement gagner ce quiz des médicaments pour ne pas risquer à la fin de la consultation lors de l'impression de l'ordonnance d'avoir tout à recommencer : « Ah non, c'était ça que votre prédécesseur m'avait prescrit et qui n'avait pas marché, pourquoi me l'avoir redonné ! »

Ou bien : « Je ne prends pas d'autre médicament que ma trithérapie (anti-VIH) », alors que c'est déjà pas mal en termes de prise médicamenteuse, mais les patients ne pensent pas toujours à mentionner les traitements anciens tant ils y sont habitués. Ils évoquent aussi leurs remèdes maison : le miel sur les ulcères de jambe (un bon cicatrisant ?), le dentifrice sur l'acné, le tea tree sur les mycoses, la menthe poivrée sur le zona (ça sent bon au moins)…

Ils racontent l'histoire de leur maladie. C'est parfois un discours haché, parfois un flux ininterrompu. Avec des éléments sans rapport avec le sujet du jour. Peu importe de quoi il est composé, il faut tout considérer. Tout est remarquable, pas uniquement dans le domaine de la pathologie dermatologique, mais aussi dans un domaine plus psychologique, plus intime. Certains arrivent avec un ensemble de motifs, une liste manuscrite recto verso de tous les points à évoquer. Quand ce cas se présente en fin de journée, je prends une grande inspiration. À la fin, je tente de reprendre la parole sans la leur couper, de trier.

C'est leur histoire à eux, un moment privilégié, un moment de confidentialité, un moment où ils sont enfin écoutés. Ils l'attendent parfois depuis des semaines. Les patients doivent avoir la sensation qu'il n'y a personne avant et après eux. Sous couvert de la consultation, je découvre parfois des secrets de famille, des histoires poignantes.

« Avez-vous réfléchi à des facteurs déclenchants chez Lucas (un enfant de 12 ans, aîné de sa fratrie, couvert d'eczéma, à la moue triste) ?

— En fait, m'a répondu sa maman devant son fils, avant Lucas, j'ai perdu un enfant, et ç'a été assez lourd. »

J'apprenais quelques mois plus tard qu'en réalité une interruption de grossesse avait été pratiquée lors de la grossesse précédant celle de Lucas à la suite de la découverte de trisomie 21. Les parents de Lucas avaient alors été en désaccord, mais avaient finalement choisi cette option. Peut-être Lucas portait-il les stigmates de ce désaccord sur ses frêles épaules et sur sa jeune peau. Je les ai donc invités à prendre rendez-vous pour un suivi psychologique en plus du traitement dermatologique. Et le deuil a fini par se faire pour tous les membres de la famille.

« Madame, depuis quand avez-vous cette impression de cuisson sur le visage ?

— Depuis que j'ai perdu ma petite-fille lors de l'attentat de Nice. »

Navrée, j'ai traité au laser vasculaire cette atteinte superficielle. Mais comment améliorer une blessure aussi profonde ?

L'historique de la maladie est une première étape primordiale. Une première étape à considérer avec circonspection mais sans préjugés. Si les patients parlent de douleur, c'est parce qu'ils ont effectivement mal, s'ils ont l'impression que leurs plaques de psoriasis les grattent, c'est sûrement vrai, même si les livres de dermatologie disent le contraire.

« J'ai des fissures des mamelons et des plaies suintantes sous les seins depuis un mois environ, se plaignait cette jeune femme de 32 ans. J'allaite mon fils depuis longtemps, je n'avais jamais eu ça.

— On va regarder. Depuis combien de temps l'allaitez-vous ?

— Il va avoir 4 ans », a-t-elle répondu.

Admiratrice de la Leche League, elle suivait le précepte selon lequel l'allaitement se poursuit tant que l'enfant ne souhaite pas y mettre un terme. L'image d'un enfant grand, mangeant déjà de tout à sa faim, scolarisé, soulevant le tee-shirt de sa maman pour plaquer sa bouche et ses dents contre un téton paraît très décalée chez les Occidentaux non bobos non bio bio. J'ai eu du mal à cacher ma stupéfaction.

Le rôle des soignants n'est pas d'approuver ou de désapprouver les choix de vie des patients mais bien de les aider, de les soigner, de les sauver parfois. Mon avis deviendrait, dans ce contexte, un jugement. Par ailleurs un rendez-vous médical n'est pas un dîner entre amis, les échanges ne sont pas les mêmes.

À moins d'une mise en danger immédiate ou de mauvais traitements infligés à quelqu'un d'autre, on se contente de confronter des faits à des données médicales et de les exposer. Les gynécologues par exemple ne s'opposent pas aux grossesses chez les femmes de plus de 45 ans, ils mettent en avant le risque élevé de fausses couches.

Nous dermatologues, nous déconseillons les expositions solaires, notamment chez les patients à risque, mais sans jugement, sans interdiction. Si nous le faisions, nous anéantirions notre fonds de commerce. Mauvais calcul…

On peut également émettre une opinion lorsqu'elle est requise, et ce n'était pas le cas pour cet allaitement prolongé.

Lorsque ce patient de 49 ans, père de famille, avait contracté une IST d'une de ses deux ou trois maîtresses, il m'a tendu les résultats de sa sérologie et ceux de ses suivantes. Quel tombeur, mine de rien ! Avec un demi-sourire, j'ai préparé les ordonnances pour tout le monde sans commenter, même si ça m'a démangée. L'humour est à manier avec des pincettes.

Notre retour est stricto sensu médical, pas moralisateur. Nous ne sommes pas les garants de la morale.

« J'ai des cheveux de plus en plus gras et qui s'affinent terriblement, s'inquiétait cette jeune fille voilée. Je ne peux enlever mon foulard que tard le soir, étant entourée d'hommes sur mon lieu de travail. »

Mira, ma petite sœur, se serait lancée dans un couplet sur l'asservissement des femmes et l'oppression des femmes iraniennes. Elle n'aurait pas hésité à citer le discours de la servitude volontaire de La Boétie. Je ne dois faire état que du point de vue médical.

Le terrain des convictions profondes, en particulier dans le domaine religieux, est glissant, mieux vaut ne pas s'y aventurer. Je ne voulais pas risquer d'être mal interprétée. Dans ce cas précis, à part le traitement local et la prise de compléments alimentaires, j'ai donc évoqué furtivement l'idée de porter un foulard moins serré n'étouffant pas le cuir chevelu.

Pour ce qui n'est pas une urgence à proprement parler, les motifs de consultation et les moments où elles ont lieu varient en dermatologie selon de nombreux critères. En effet, si une consultation est demandée pour une urticaire géante ou une maladie bulleuse (avec des cloques et des décollements de la peau), ou une maladie douloureuse, comme un zona, ou affichante avec une gêne esthétique majeure, comme le lupus, la prise en charge doit se faire rapidement. Il arrive aussi un moment où les patients ne tolèrent plus leur problème de peau et ne veulent pas attendre : une acné jugée importante, ou tardive, à l'âge adulte, une atteinte du visage voyante…

En dehors de ces cas, les périodes de consultation fluctuent en dermatologie. Les consultations en dermatologie sont beaucoup plus fréquentes au printemps qu'en hiver. Traiter ses ongles mycosiques (infectés par des champignons) avant d'être nu-pieds, montrer ses nævi avant la plage et ainsi obtenir l'autorisation de se mettre au soleil.

« C'est ma grand-mère qui m'a poussé à consulter » ou « C'est mon collègue avec son cancer de la peau qui m'a dit que le suivi des grains de beauté était important » : l'entourage suggère aux patients de prendre notre avis, tout comme les proches, qui partagent leur intimité : le conjoint qui a observé un bouton noir moche sur l'épaule de sa femme, la maman qui croise le dos pustuleux de son ado dans la salle de bains.

Les sujets d'actualité augmentent le nombre des consultations, en particulier infectieux. Plus on entend parler d'une pathologie dans les médias, plus les patients ont peur d'en être atteints. « Docteur, après ma promenade dans un parc arboré, je pense avoir été piquée par une tique, je voudrais des antibiotiques. » La redoutée maladie de Lyme (due à la bactérie *Borrelia*) est ainsi dans tous les esprits. C'est une maladie potentiellement grave liée à une piqûre de tique. Sans traitement elle entraîne à terme, parfois des années après la piqûre, des signes cliniques étranges rendant le diagnostic tardif très délicat : douleurs musculaires et articulaires, syndrome dépressif… Une sérologie négative (recherche de *Borrelia* dans le sang) n'élimine pas le diagnostic.

Je reste persuadée que le début de la prise en charge est conditionné par la façon dont le patient présente les choses, ainsi qu'à la perception de celles-ci de la part du soignant. Outre les avancées scientifiques et les connaissances du soignant, une forme de connivence s'enclenche.

« Chère Flora, m'écrivait le professeur Fournier (mon ancien maître en cancérologie cutanée, il m'avait tout appris), j'aimerais que tu assures le suivi de Mme V. qui a déménagé près de ton cabinet. Elle a présenté en 2014 un mélanome de l'épaule droite de type SSM de Breslow 0,4 mm et d'indice de Clarck II. Depuis je la vois tous les trois mois puis tous les six mois, elle n'a pas eu d'autre lésion suspecte. Son bilan d'extension (examens radiologiques échographiques ou scanographiques) a toujours été négatif. »

Le mélanome est un cancer de la peau, souvent une lésion pigmentée. Un faux grain de beauté la plupart du temps, ou moins fréquemment, un grain de beauté qui a mal tourné. Son pronostic est lié à son épaisseur, sa profondeur au sein de la peau (indice de Breslow, indice de Clarck), à son type et ses caractéristiques histologiques (SSM : *superficial spreading melanoma*, autrement dit il s'étale petit à petit mais pas très vite). Le professeur Fournier examinait scrupuleusement Mme V. plusieurs fois par an afin de rechercher des lésions secondaires de ce mélanome de 2014 (métastases cutanées et ganglionnaires) et d'autres cancers de la peau (mélanomes, carcinomes...).

Dans un futur très proche, cet examen nævique sera réalisé comme un examen radiologique : le patient sera placé dans un tunnel avec des capteurs issus de l'intelligence artificielle et programmés par les dermatologues, limitant sa durée et les erreurs liées à l'homme. Mais à ce jour, la peau est examinée en premier chef par l'œil humain. En dermatologie, selon le motif de consultation, et c'est le cas pour une recherche de cancer cutané, toute la peau et les muqueuses (anus, testicules, lèvres...) sont censées être vérifiées.

Mme V. focalisait depuis quelques mois sur une lésion pigmentée d'allure assez banale de l'avant-bras. Elle l'avait récemment montrée au professeur Fournier, qui avait évoqué un lentigo, lésion bénigne. Effectivement, au dermoscope, sorte de loupe lumineuse posée sur la lésion, celle-ci était parfaitement régulière et typique d'une simple tache de soleil. Mais, la patiente insistait, je la sentais préoccupée. Lorsque, obtempérant, j'ai retiré la lésion, le résultat anatomopathologique lui a donné raison : il s'agissait bien d'un deuxième mélanome, de très bon pronostic heureusement, et pas d'un simple lentigo.

L'intuition des patients est très importante, on réalise à quel point notamment en pédiatrie quand les parents arrivent inquiets aux urgences. Je me souviens d'une maman installée dans la salle d'attente des urgences médicales pédiatriques avec son petit garçon de 3 ans. Il jouait sagement avec sa petite voiture rouge. Lorsque son tour est venu, la mère m'a raconté : « Juste avant l'apéritif que j'avais organisé pour des amis, je l'ai laissé seul dans le salon cinq minutes à peine pour sortir des toasts chauds de mon four. Quand je suis revenue, il a émis un bruit en toussant bizarrement très fort, comme s'il suffoquait. Il a bavé puis transpiré, et tout est rentré dans l'ordre tout seul en quelques instants. J'ai cru qu'il avait avalé de travers son jus d'orange, mais j'ai trouvé étonnant la salive sur les côtés de sa bouche et ce visage métamorphosé. »

J'ai observé l'enfant. Il allait bien, respirait normalement, l'auscultation semblait sans particularité. Évidemment, la maman avait raison. Le petit, bien qu'il s'en défendait, avait ingéré une cacahuète. La mère avait parfaitement décrit le syndrome de pénétration intrabronchique (le corps étranger, en l'occurrence la cacahuète, s'était logée dans une bronche, lorsqu'il a avalé de travers). Les examens ont conforté son hypothèse. La cacahuète a donc été retirée à temps, avant qu'elle empêche une zone pulmonaire d'être alimentée par la bronche oblitérée. L'amour est un excellent remède, il libère le sens clinique.

La première impression est un préambule nécessaire et sert d'amorce à toute discussion. Il nous faut d'abord écouter. Écouter mais avec une distance raisonnable, un regard bienveillant (pas de « Je suis le médecin, je sais tout ») mais circonspect.

Il m'arrive souvent de prendre en photo des lésions cutanées suspectes et de les regarder à tête reposée chez moi pour ne pas conclure hâtivement. « Je l'ai toujours eue, docteur, on m'a dit que ce n'était pas grave. » Les données et leur utilisation varient selon l'état d'esprit du patient mais aussi du soignant. Un collègue ne m'a-t-il pas avoué qu'il décidait davantage de pratiquer des exérèses de nævi (retraits de grains de beauté) lorsqu'il se sentait en phase anxieuse ?

Les explications, les réponses, les comportements des soignants s'adaptent à de multiples situations : intervention de l'entourage parfois pesant, avis médicaux précédents parfois discordants… La qualité d'une relation de soin partant sur de bonnes bases impactera forcément le diagnostic et le traitement. Une relation de confiance, un partenariat constructif, sans trop de proximité ni supériorité de la part du soignant, sans passivité ni hostilité de la part du malade, est toujours bénéfique.

À la fin de la consultation, les explications sont données, les papiers sont rangés dans les sacs, parfaitement pliés pour les obsessionnels. Une dernière hésitation est perceptible avant d'être raccompagné à la porte : celle d'avoir oublié d'évoquer un sujet.

Quel que soit le domaine, une question demeure intangible : pourquoi ? En médecine, en histoire, en philosophie, cette interrogation précède toutes les autres. La recherche d'une cause est une étape importante dans l'acceptation d'un événement afin de tenter de résoudre la situation en cours ou d'éviter qu'elle ne se répète.

Boris Cyrulnik s'est souvent interrogé sur l'apparition du nazisme. « Je me suis fait psychiatre pour expliquer le nazisme, le maîtriser et m'en libérer », a-t-il même écrit. Il a cherché à comprendre, il s'est demandé si on aurait pu l'empêcher, notamment en intervenant « médicalement ».

La médecine comme antidote à tous les déséquilibres, à la délinquance par exemple. De nombreux médecins ont ainsi spéculé sur la syphilis d'Hitler, sur la nature paranoïaque de sa personnalité… Sa seule folie aurait causé un génocide ?

Adrian a toujours voulu devenir psychiatre. À mon avis, les raisons de son choix sont multiples. Il voulait découvrir des esprits plus torturés que le sien. Pénétrer la partie plus cachée de leur personnalité, entrer dans l'esprit des gens, en comprendre l'organisation, apprécier aussi ses dysfonctionnements. Et enfin démêler les nœuds, tout réparer par la parole petit à petit.

Dans le domaine judiciaire, les intervenants s'intéressent de près au(x) protagoniste(s), ils essaient de retracer l'enchaînement malheureux. Ils cherchent un fautif, un mobile, ils voudraient trouver une raison.

Dans la pratique quotidienne de la médecine, on se penche de la même façon avec les patients sur la ou les étiologies. Lors de la découverte d'une pathologie, la première étape est de désigner et d'arrêter le coupable. Plus la cible est déterminée, plus le traitement sera efficace. On s'acharne. On aimerait tellement que la séquence soit simple, linéaire : cause, pathologie, traitement, guérison.

Comme dans le cas d'une angine bactérienne où la mise en route d'une antibiothérapie réglerait le problème. La piscine municipale abritant des nids à germes serait à l'origine de verrues vulgaires et l'azote liquide y remédierait, croit-on, définitivement.

À une symptomatologie correspondrait une maladie pour laquelle existeraient une explication claire, un médecin adéquat pour la donner, ainsi qu'un remède (assorti de son remboursement total). Ou il y aurait une cassure comme en chirurgie traumatologique, un problème fonctionnel à réparer.

C'est loin d'être la majorité des cas, surtout en dermatologie.

« Docteur, me lançait cette maman en panique devant la peau de son bébé de 4 mois, je ne lui donne plus de lait de vache mais plus que du lait de soja, et ça n'a rien changé, il a toujours beaucoup d'eczéma. » Le lien atteinte dermatologique et nourriture est évoqué d'emblée, parfois à tort, parfois à raison.

La dermatite atopique est multifactorielle, elle ne s'accompagne pas toujours d'une intolérance aux protéines de lait de vache, elle n'est pas forcément la conséquence d'une allergie. Comme souvent, le terme « allergie » est un mot-valise. Il est employé à toutes les sauces. « Je pense que je fais une allergie, docteur » : on entend régulièrement cette phrase, que les gens aient des plaques sur le corps ou qu'ils aient mal au ventre suite à la prise d'un médicament. Chez le tout-petit, c'est aussi un fourre-tout imprécis.

J'explique cela à la maman. Je lui donne tous les éléments sur lesquels il faut jouer pour améliorer la peau du petit et limiter les poussées : éloigner la poussière pour réduire la présence des microacariens, ne pas irriter la peau en utilisant des produits parfumés ou agressifs, pas de bain moussant chaud et odorant, quitter la région parisienne et sa pollution sans se retourner…

Elle est un peu déçue, elle s'attendait à un traitement simple et expéditif.

Lorsqu'on est frappé de plein fouet par une pathologie, *a fortiori* si elle est grave, on aimerait tellement savoir pourquoi. Pourquoi la sclérose en plaques ? Pourquoi le lymphome non hodgkinien ? Et pourquoi moi ? Vouloir savoir ne suffit pas. Or, même si l'étape du pourquoi n'est pas réellement franchie, il faut passer à l'étape suivante, celle du comment, et c'est ce qui reste difficile à appréhender et à expliciter pour le soignant et le soigné. La complexité du réel prend en effet tout son sens en médecine.

Heureusement pour ma spécialité, l'absence de cause précise ne signifie pas qu'il n'existe pas de traitement. On n'est pas obligé de tout comprendre avant d'agir.

Les scientifiques vont se focaliser sur les facteurs déclenchants et favorisants, sur le terrain sur lequel survient la pathologie, les circonstances de survenue, la prédisposition génétique, l'environnement. Plusieurs hypothèses peuvent être alors élaborées. Certains facteurs inattendus se dégagent : l'alcool, dans la genèse de certains cancers du sein, le tabac dans la maladie de Verneuil (sorte d'acné sévère des plis) et dans la polyarthrite rhumatoïde (maladie articulaire). On met en évidence des mécanismes physiopathologiques, on essaie de naviguer parfois sans preuve, on émet des hypothèses sur les probables niveaux de failles. Ainsi, le rhumatisme psoriasique, c'est-à-dire l'atteinte ostéo-articulaire accompagnant parfois le psoriasis cutané, est une entité très proche (sinon la même) que la spondylarthrite ankylosante (autre pathologie rhumatismale du jeune adulte). Un dérèglement dans la cascade immunitaire est à l'origine de ces troubles inflammatoires. On va donc traiter des mécanismes plus que des causes (dans ce cas précis par des anti-inflammatoires, immunomodulateurs, immunosuppresseurs...). Les conjectures sont particulièrement difficiles dans les pathologies sans substrat apparent comme la fibromyalgie, envisagée à ses débuts comme une pathologie psychiatrique.

Il faut se méfier des éléments à la mode comme le microbiote (ensemble des microorganismes d'un milieu) intestinal mis à toutes les sauces : la peau terne, l'autisme, l'obésité...

En dermatologie, on évite les liens trop rapides, les conclusions hâtives.

La multiplication des cas de rougeole se poursuit encore à l'heure actuelle. Un « scientifique » a éclaboussé de sa fange mensongère la littérature spécialisée, relayée par des médias peu scrupuleux, il y a plus de vingt ans, établissant une relation entre la vaccination (ROR) et l'autisme, semant alors le doute et dans la communauté médicale et chez de nombreux parents.

« Docteur, ce n'est pas lié au stress ? » Le lien de causalité entre le stress et une dermatose est rare même si le stress aggrave de nombreuses conditions dermatologiques. Mais les patients semblent rassurés par l'existence de ce supposé lien : il permet de mettre leurs difficultés en exergue, de prendre le soignant à témoin, et d'entraîner ainsi une certaine compassion. « Je suis si stressé que cela se voit sur ma peau. »

Que la cause d'une maladie soit clairement établie ou non, la première réaction du patient et de ses proches demeure l'étonnement. C'est plus qu'une mauvaise nouvelle, c'est une mauvaise surprise. Même chez un patient obèse et tabagique qui a toutes les raisons d'avoir une artère bouchée et qui est admis aux urgences pour un infarctus du myocarde. Même s'il existait des facteurs de risque, que l'on devinait des excès évidents et des signes avant-coureurs : une peau ayant épuisé son capital soleil avant un cancer de la peau, des douleurs dans la poitrine avant un infarctus...

Quelles que soient nos conclusions, elles ne sont de toute façon jamais d'emblée admissibles pour les patients. L'absence de séquence nette ne fait évidemment qu'aggraver ce sentiment de déception pour le malade et son entourage, la survenue brutale des événements également. Certains malades sont stupéfaits : « Alors là c'est vraiment dingue, avec tous les compléments alimentaires antioxydants que je prends ! » « Moi qui ne suis jamais malade ! » D'autres protestent : « Mais le soleil c'est la vie, c'est la santé ! » Voire contestent : « C'est impossible, vous devez vous tromper ! »

Le plus terrible dans les maladies, c'est quand on a tout fait pour les éviter : pas de toxiques, une nourriture saine, un suivi régulier. Tout n'est pas évitable.

Je suivais une patiente à la peau claire depuis des années, elle n'avait jamais eu aucune lésion suspecte puis elle a présenté brutalement une boule noire de la jambe. C'était d'emblée une forme grave de cancer de la peau, un mélanome nodulaire, épais, de haut potentiel métastatique alors qu'elle était très bien surveillée et qu'elle ne s'exposait jamais. Nous étions toutes les deux écœurées par cette découverte.

Lorsqu'il pleut et que la météo ne l'avait pas prévu, il nous arrive souvent de nous agacer, de nous braquer, puis de finir par ouvrir un parapluie pour mieux le supporter. Faire accepter le diagnostic est donc la première phase impérative, alors que c'est un moment de rupture avec la vie d'avant. Il faut faire table rase du passé.

« J'avais pas ça avant. »

C'est un moment où il faudra apprendre à faire fi des injustices.

« Mais comment, une mucoviscidose ? Il n'y en a pourtant jamais eu dans la famille, je suis formelle. »

Tout vient de basculer. C'est un moment de tristesse intense. Cette tristesse se teinte souvent d'inquiétude et de colère. Colère si tout n'a pas été entrepris pour éviter cette situation, ou que cette situation a été découverte tardivement, colère contre les éléments et les circonstances avec la recherche de boucs émissaires (les soignants étant des candidats idéaux), colère contre le mauvais sort parce qu'on évoque immanquablement, surtout au début, la notion de punition.

Ce n'est en aucun cas un moment à négliger puisque si les faits ne sont pas acceptés, la dualité soignant-patient ne pourra s'exercer et la thérapeutique en pâtira. Une fois seulement cette étape franchie débute le temps de la réflexion, de la compréhension. La relation médecin-malade s'établit, les échanges se précisent. Nos explications sur la conduite à tenir ne seront entendues que dans ce second temps.

En quoi va consister le traitement ? Qu'attend-on de ce traitement ? Que va-t-il cibler ? Combien de temps va-t-il durer ? Quelles évolutions sont à envisager ? Quels effets secondaires sont à redouter ? Quel est le pronostic ? « Je veux tout savoir, docteur, ne me cachez rien (mais ne me le dites pas n'importe comment). »

Le temps de la résignation est plus tardif. La résignation n'a souvent pas encore eu lieu alors même que le traitement a déjà débuté. Ce temps est vraiment nécessaire pour ne pas sombrer dans la mélancolie, faire face, ne pas subir sans mot dire.

C'est si difficile d'être médecin. Je ne parle pas du manque de retour sur l'engagement personnel, ni du manque de considération des pouvoirs publics. Je ne parle pas non plus de tout le savoir à emmagasiner.

Je parle des relations avec les patients, des discussions, parfois délicates. Pourtant, j'adore écouter les histoires humaines. Tantôt mystérieuses, tantôt tristes, tantôt cocasses. Je bénéficie jour après jour d'un vivier fertile.

Les petites perles.

« D'où viennent ces excréments de peau, docteur ? »

« Je me suis douché au kérosène, mais le champignon n'est pas parti » (allusion au Kétoderm®, un antifongique).

« J'ai avalé les ovules pour ma mycose génitale, je ne savais pas que je devais les mettre au fond de mon vagin… » Ou le contraire : « Je croyais que c'était à introduire par voie vaginale, ces comprimés, vu que les vitamines étaient destinées à la croissance du bébé. »

« J'ai pris le shampoing de mon chien pour mes cheveux frisés, ça lui faisait un pelage si doux. »

« J'ai pensé que frotter mon bouton d'herpès avec du Dakin (solution caustique) le ferait partir plus vite. »

Ce n'est pas que je n'aime pas les gens, mais j'en arrive à redouter certaines expressions : « Je ne sais pas, j'ai oublié le nom du médicament, je ne suis pas médecin. »

Le texte à trous : « Vous savez les… avec un… qu'on utilise souvent pour la peau. »

La liste de courses : « Je viens parce que j'ai besoin d'une ordonnance, je vous ai tout noté, vous voyez quelque chose à ajouter ? », ou : « Je voudrais que vous me prescriviez des antibiotiques, je sens que j'en ai besoin. »

La recette miraculeuse : « Je n'ai pas eu le temps de venir avant, je veux un traitement fort, quelque chose qui agisse vite, je pars samedi aux Antilles. »

La bouteille à la mer : « Vous êtes mon dernier espoir, j'ai déjà vu cinq dermatos, ils ont tous été nuls, et la consultation a duré moins de vingt minutes. »

La comparaison avec des cas que vous ne connaissez pas : « Vous êtes sûr que vous n'avez pas plus efficace comme traitement ? Ma sœur a eu, vous savez le traitement qui dessèche tout, mais elle a une peau parfaite. »

D'autre part, les médecins ont souvent à considérer des histoires de gens qui vont mal, à leur annoncer des mauvaises nouvelles, à représenter un oiseau de mauvais augure que tout le monde craint… Ne pas toujours avoir le bon rôle est si pesant pour le médecin aussi. L'annonce d'une mauvaise nouvelle est un passage laborieux pour le médecin aussi. Le couloir qui mène aux gens à qui cette annonce va être faite est si long. Jusqu'où aller dans les explications, comment réconforter le patient alors que la situation l'a anéanti ?

Violette est toujours si joviale et enjouée pour une oncologue qu'elle donne l'impression de n'avoir que des bonnes annonces à formuler. Elle maîtrise le juste dosage vérité-empathie. Elle mène parfaitement ses consultations. Les patients ne sortent la plupart du temps pas effondrés de son cabinet.

La maladie n'est par essence pas bienveillante. Prendre les patients par la main ne suffit pas toujours, il faut leur apprendre la combativité en travaillant ensemble. « La tumeur est agressive, nous allons l'être encore bien davantage avec nos traitements. » Cette tâche est passionnante pour les soignants, mais épuisante aussi.

Puis, le patient français (j'avoue ne connaître que ce modèle) a pris l'habitude de se laisser faire. Il est accoutumé à une prise en charge exceptionnelle, hélas presque infantilisante, de sa santé. Le patient en France est chanceux. Il réserve un ou plusieurs rendez-vous par téléphone ou par Internet sans jamais être pénalisé s'il est absent.

Il voit le médecin disponible qu'il souhaite, il lui est permis de se présenter aux urgences vingt-quatre heures sur vingt-quatre pour n'importe quel motif en recevant la facture chez lui des semaines après. Il a le droit de consulter dix fois pour le même motif, et même sans motif, « juste pour voir si tout va bien », et en bénéficiant toujours d'un remboursement total ou partiel. On accepte qu'il prenne des avis de dix soignants différents. Il tend sa carte verte à la pharmacie en échange de médicaments sans jamais connaître leur coût, et s'il perd son médicament, il sera remplacé…

Les pouvoirs publics, relayés par les médias, ne parlent de santé qu'en termes financiers. Ils s'expriment sur la rentabilité, sur le restant à charge des administrés. Il arrive même qu'à l'annonce d'un cancer, la première question venant à l'esprit du patient concerne ses remboursements !

Tout cela nuit forcément à son engagement vis-à-vis de sa propre santé. Ce n'est pas un cadre propice à la responsabilisation et à la réflexion. Ce vieux cadre faussement rassurant, forcément plébiscité par les Français, limite l'autonomie et cette situation s'aggrave d'année en année.

Le médecin canadien William Osler disait : « Si vous écoutez attentivement le patient, il vous donnera le diagnostic. » En théorie, il avait raison, mais en pratique trop nombreux sont les patients passifs s'exprimant avec peine. Cette attitude attentiste est redoutée par les soignants. Certains soignés tiennent un discours approximatif, désorganisé, ils se débarrassent de nos questions d'un revers de main, ils consultent sans être avertis de l'importance de préparer leur consultation. Ils n'amènent pas leurs derniers résultats, ni l'ordonnance du problème en cours. Ils ne peuvent pas imaginer à quel point il est déterminant de rendre son cas accessible. Ce n'est ni une confession ni un entretien d'embauche, mais cela doit rester un échange. Le patient doit être partie prenante ; sans son implication, aucune explication n'est possible, aucune thérapeutique ni aucune guérison ne sont envisageables.

Le patient fait passer au médecin les innombrables données qu'il détient sans le savoir, et au soignant de les gérer. Le médecin est mis à profit pour interpréter tout en avançant de concert. La consultation va durer entre quinze et trente minutes, nous devons les utiliser ensemble correctement sans devoir téléphoner à une tierce personne pour dicter le traitement en cours, sans devoir attendre le mail du médecin traitant précisant la chronologie des symptômes et ses premières conclusions.

Il n'y a pas de sachants et de subissants, selon une formule du président Macron. Tout le monde travaille main dans la main. La médecine n'avance pas uniquement grâce à la recherche, elle avance grâce et avec les soignés : leurs histoires, leurs avis, leur ressenti, leurs retours.

D'où la création d'abord de la pharmacovigilance, qui recense les effets secondaires médicamenteux signalés par les patients ; puis, plus récemment, de groupes de patients experts qui viennent témoigner et enseigner auprès des étudiants et des médecins en congrès. Ce sont eux qui endurent tous les jours les pathologies.

L'examen clinique est largement orienté par l'interrogatoire, le médecin expose les différents éléments de la prise en charge, répond aux questions, celles qui ont déjà été posées et celles qu'il est nécessaire d'anticiper en décodant l'état d'esprit et le langage du patient. Un esprit d'interactivité se tisse.

Par peur de certaines réponses, les soignés et leur entourage n'osent pas tout demander. Ils trouvent moins angoissant de rester dans le flou. La relation de soin est une relation de confiance à double sens même si ce n'est pas une relation amicale. Les soins sont discutés et consentis.

Les attentes se définissent ensemble.

« Alors êtes-vous satisfaite de votre liposuccion abdominale ? demandai-je à une patiente opérée quatre mois auparavant.

— Non, pas du tout, non seulement j'ai eu des gros œdèmes pendant trois mois, le chirurgien m'avait prévenue de ça. Il est si mignon, je l'aime beaucoup. Mais après, le résultat a été très modeste, j'ai toujours des gros bourrelets. Faire une anesthésie générale, avoir des cicatrices… Tout ça pour ça. Si j'avais su, je ne l'aurais pas fait. »

Le chirurgien avait pourtant la sensation d'avoir enlevé beaucoup de graisse. Il ne lui avait pas préalablement indiqué quel serait le résultat final escompté, ou bien le travail réalisé était insuffisant par rapport à ce qu'elle souhaitait. Elle risque de ne pas chanter ses louanges.

« La radiothérapie va uniquement empêcher l'extension de la pathologie… », a-t-on signalé à mon oncle lors de son cancer de la vessie. Dans les domaines comme la cancérologie, la notion d'objectif prédomine. L'attente de la stabilisation, de la rémission, de la guérison, on avertit de la finalité espérée. Les objectifs varient tellement selon les cas.

Les résultats esthétiques ou médicaux sont à cerner avant, en tenant compte bien évidemment des aléas thérapeutiques, des effets secondaires décrits pour la thérapeutique choisie, de la réponse différente d'un patient à l'autre. Sans prononcer de formule trop vague : « Ne vous attendez pas à des miracles », « Ça pourrait être pire… ».

Une tout autre attitude est à craindre pour les soignants : lorsque les patients, pour des raisons diverses, ne disent pas la vérité. Pris sur le vif, certain(e)s resquillent comme des enfants pour éviter les remontrances.

« Vous vous exposez ou vous avez beaucoup été exposé(e) au soleil ?

— Non, jamais, j'ai horreur de ça ! »

Mais l'examen dermatologique fait découvrir tous les stigmates de l'exposition aux UV, une héliodermie majeure : peau fripée, lentigos (taches pigmentées liées au soleil apparaissant au fil des années), hypomélanose en gouttes (petites taches blanches arrondies des zones photoexposées)…

Lors de ma toute première garde aux urgences, un jeune homme de 17 ans avait été admis pour un accident de scooter. Il ne bougeait plus. Il ne sentait plus ses jambes. L'interrogatoire et l'histoire de la maladie ne collaient pas avec la clinique. La senior des urgences (appelée ainsi en raison de sa titularisation en tant que médecin urgentiste et pas de son âge) semblait donc tiquer.

« Quelqu'un a un trombone ou une pointe de Babinski (une pointe métallique qui permet de rechercher un signe neurologique en grattant la plante des pieds lors de certains comas) ? » Contre toute attente, elle piqua avec le bout pointu un des testicules du pauvre jeune homme. Il se mit à crier. Elle, assez radicale, sortit du box et nous expliqua : « J'en étais sûre ; s'il y avait vraiment une atteinte des racines S1 S2 (des racines nerveuses du bas du dos juste avant le coccyx) comme les dires du jeune garçon le suggéraient, il ne sentirait pas ses couilles. Il ment. »

Nous avons découvert le pot aux roses. En fait, il avait volé le scooter de son grand frère, et l'avait endommagé lors de sa chute. Il avait donc feint d'être devenu handicapé pour échapper, au moins provisoirement, à la colère de sa famille. Le mensonge ne paie pas, mais sa famille a préféré un bout de métal détruit à la moelle épinière lésée de l'adolescent et lui a vite pardonné.

Pire que le mensonge est le déni de certains patients, attitude sournoise, que nous appréhendons. Le déni retarde invariablement le diagnostic ainsi que le traitement. Il ne pose pas des bases saines dans la relation médecin-patient.

Ainsi, en service de dermatologie, je recevais en hospitalisation une femme d'une cinquantaine d'années pour une tumeur bourgeonnante de la fesse (un gros bourgeon développé du pli interfessier à l'ensemble de la fesse gauche). La patiente était installée en décubitus ventral (sur le ventre, en somme) et m'attendait. Et là, j'ai découvert une énorme tuméfaction verruqueuse, une verrue géante habitant plus de la totalité de sa fesse gauche. Elle ne pouvait certainement plus s'asseoir depuis longtemps.

Cette forme de tumeur est une tumeur de Buschke-Löwenstein, elle est liée au papillomavirus. La lésion primitive est un condylome, une sorte de grosse verrue génitale, qui peut toucher les petites et grandes lèvres, la muqueuse anale et périanale.

Pourquoi avait-elle consulté si tardivement ? Pourquoi avait-elle attendu une chirurgie invalidante ?

Depuis, j'ai vu d'autres exemples de déni. En dermatologie, c'est souvent spectaculaire. Le carcinome térébrant (carcinome épidermoïde d'évolution locale parfois très importante) de la paupière supérieure d'une patiente de 60 ans pourtant médecin l'avait conduite à porter un bandeau de pirate pour masquer cette tumeur façon Daryl Hannah dans *Kill Bill*. Combien de temps l'avait-elle laissée évoluer ? La chirurgie a été malheureusement délabrante, la cicatrisation lente et incomplète.

Puis il y a eu Mme P. il y a trois ans à mon cabinet, vue par mon collègue pour une tuméfaction de la taille d'une balle de tennis d'un talon. Ma collaboratrice avait trouvé cette patiente particulièrement peu réactive et détachée par rapport à la situation. Il s'agissait d'un mélanome achromique (tumeur grave de pronostic effroyable, comme celle qui a emporté Bob Marley). Malgré la chirurgie et les traitements complémentaires de type immunothérapie et chimiothérapie, elle est décédée peu de temps après.

Cette attitude de déni parfois surprenante est très particulière. Elle n'est pas forcément en relation avec un profil psychiatrique particulier.

Le déni n'est pas lié à un problème d'incompréhension, mais à un refus d'acceptation de la réalité, volontaire ou involontaire. Ne pas vouloir se rendre à l'évidence. La partie du corps atteinte ne semble pas leur appartenir. Si on ne prête pas attention à la symptomatologie, elle disparaîtra peut-être. La maladie n'existe pas, elle ne peut exister.

Si la guérison survenait, ce ne serait qu'une preuve supplémentaire qu'elle n'existait pas préalablement. Si la maladie l'emportait, ce serait lié à d'autres raisons, un délai de consultation trop long par exemple, comme cela a été évoqué par l'entourage de la patiente au talon cancéreux.

L'hostilité de certains patients s'avère une attitude rare, mais elle altère vraiment notre quotidien. Pour ceux qui ont un *a priori* négatif vis-à-vis des soignants, cela se sent dès le début de la consultation. Peut-être nous imaginent-ils inhumains, indifférents ou empreints d'une supériorité empêchant de bons rapports.

Ils conduisent et monopolisent le discours dès le début. Ils parlent en même temps que nous, interdisant tout échange. Ils nous coupent, ils terminent nos phrases. Ils ne souhaitent pas véritablement suivre nos directives, ils veulent juste être confortés dans leur idée.

Certains focalisent même leur angoisse sur une croyance. Ceux qui adulent la médecine prophétique. Ils n'en démordent pas. Ils sont habités. Violette les subit quelquefois en oncologie, ils sont persuadés de l'existence de compléments alimentaires anticancéreux qui se substitueraient aux chimiothérapies.

Pire encore sont les patients commettant des agressions verbales ou physiques. Le patient retraité qui explose la porte du cabinet estimant avoir assez attendu. Celui qui est vulgaire, qui te dit d'aller te faire…

« Alors votre hospitalisation s'est bien déroulée à Bichat ? demandai-je un jour à un patient atteint d'un mélanome de grande épaisseur du dos, pour lequel une recherche de ganglion sentinelle avait été programmée (on utilise un marqueur radioactif pour repérer le ganglion le plus proche de la tumeur et on le retire chirurgicalement pour vérifier qu'il ne comporte pas de cellules cancéreuses, c'est-à-dire pas de métastase du mélanome).

— Oui, à part que j'étais dans la même chambre qu'un Juif. »

Pour moi, ce qui torpille le plus ma vie de soignant, c'est devoir écouter des propos racistes, antisémites ou homophobes, agrémentés d'un petit clin d'œil exécrable de rigueur. « Ces gens-là, vous voyez docteur… » Non seulement je suis anéantie par ce type de pensées, mais je le suis davantage encore par le fait qu'on les évoque de manière aussi naturelle, à cœur ouvert, comme si elles étaient (re)devenues admissibles, comme si forcément tous les interlocuteurs y consentaient, voire y adhéraient.

Je n'ai jamais revu ce patient qui n'est plus suivi qu'à l'hôpital, il va bien aux dernières nouvelles.

Le patient idéal n'existe pas évidemment. Le concept lui-même n'existe pas. Et il n'est pas envisageable de sélectionner les patients afin de le trouver. Sauf difficultés majeures et altercations, il faut s'en accommoder et faire preuve d'adaptabilité devant les différents aspects de la nature humaine, cela fait partie de nos devoirs.

C'est dur d'être un soignant, vraiment. Surtout que hormis celle des autres, on a aussi à gérer nos vies et nos soucis. Nous nous sentons parfois seuls, et peu aidés. Qui supporte les soignants ?

Par ailleurs, avec le temps, notre aura s'est ternie : on n'aime plus les médecins comme avant. On n'est pas si attaché à son médecin traitant. On n'est plus effondré lorsqu'il est remplacé.

Le public est moins conscient de notre utilité. Il nous préfère des guérisseurs, cherche des alternatives moins médicales. On ne parle plus de nous en termes élogieux : le médecin qui a fait ses études sur le dos de la société, celui qui n'accepte pas d'aller dans les déserts médicaux, celui qui ose privilégier sa vie privée… On nous critique sur Internet à la moindre occasion. On nous menace. On doit demeurer taillables, corvéables et consommables à merci sinon on pense que vous n'êtes pas assez à l'écoute.

Et pourtant et pourtant, pour être à la fois soignante et patiente, force m'est de constater qu'il est encore plus difficile d'être une patiente que de soigner. Imagine-t-on seulement lorsqu'on est un soignant à quel point il est stressant d'être un patient ? De surcroît, on choisit d'être un médecin, pas d'être un patient.

Du début à la fin de la chaîne, le milieu médical est une nébuleuse impraticable.

D'abord, comment choisir son médecin ? Vieux pour l'expérience, jeune pour qu'il soit à la page et vigoureux ? Sur les recommandations de ses amis ? En lisant les avis sur Google comme s'il s'agissait de choisir un restaurant, et ainsi suivre les commentaires d'inconnus ? Comment « recruter » son médecin spécialiste ? Selon l'avis du médecin généraliste ? Même si ce n'est pas une bible, il nous met en confiance et on suit ses consignes.

Quand faut-il consulter et sous quels délais ? Pour une simple piqûre de moustique ? Pour une verrue ? Pour un furoncle non compliqué ? Pour ces trois motifs, par exemple, la réponse est : nul besoin de consulter ; mais comment les patients pourraient-ils le savoir ?

« Vous allez le faire analyser, le grain de beauté que vous m'enlevez ? » Le patient ne connaît pas les étapes de l'exérèse d'un nævus, il ne sait pas qu'on l'enlève justement à visée diagnostique, c'est-à-dire pour que l'anatomopathologiste l'analyse au microscope et qu'il conclue à sa bénignité ou non. Ce qui est devenu une évidence pour un soignant à force de cours et de congrès n'en est pas une pour un patient. La plupart des évidences d'ailleurs ne le sont pas aux yeux de tous, surtout pas d'emblée, quel que soit le domaine. Elles mettent du temps à être intégrées. On a bien fini par conclure que les bouteilles et les pailles en plastique devaient être interdites afin de préserver l'écosystème marin.

Une fois le praticien choisi, le patient pénètre dans l'univers préoccupant de la médecine : les cabinets et les hôpitaux. L'arrivée anxiogène à l'hôpital de la Pitié-Salpêtrière par exemple, avec la gentille employée de l'accueil qui vous tend un plan façon escape game avec l'itinéraire jusqu'au lieu de consultation surligné en couleur fluorescente. En espérant que vous n'ayez pas oublié votre kit de survie car le trajet sera long. Il y a des chances pour que la moindre blouse blanche que vous rencontrerez soit alors apostrophée pour vérifier la direction à prendre.

« Patientez, le médecin va vous appeler », lancé par la secrétaire porte 22, allée Luton, aile 33, secteur vert. D'abord l'attente, toujours interminable pour le patient qui sédimente en salle d'attente. Le mot « patient » vient pourtant du mot *patior* qui en latin ne signifie pas « attendre » mais « souffrir ».

L'entrée dans le bureau du praticien. Il a vingt personnes à voir entre 14 heures et 17 heures. Le patient hausse la voix en exposant son problème pour retenir l'attention du médecin avant qu'il ne bâille ou ne lui confisque la parole. Il guette la réaction de son toubib, tendu, prêt à tout interpréter. On est si vulnérable lorsqu'on est malade. On est obnubilé par sa propre personne. Le médecin que l'on voit passer avec une mine préoccupée nous laisse à penser qu'il a reçu nos résultats et qu'ils ne sont pas bons, alors qu'il a probablement juste mal dormi.

Quand on est médecin, on ne s'exprime pas toujours comme il faudrait aux yeux du patient. Parfois, il croit qu'on l'égare, tant les choses ne sont pas énoncées clairement. Dans le cas du médecin qui s'écoute parler comme un politicien, en particulier s'il a un public d'élèves, le patient se sent presque de trop. Parfois, c'est tout le contraire, les choses sont dites trop clairement et le patient se sent malmené.

Je suis pour ma part pour le parler franc, direct et sincère (qui n'interdit pas le réconfort). À réadapter à la situation et au public bien évidemment, sans tuer avec des paroles. Il n'est pas question de dire à une vieille dame qu'elle a un carcinome baso-cellulaire, par exemple. Ce terme l'inquiéterait inutilement, alors qu'une fois retiré, il pourrait n'avoir aucune incidence sur le courant de sa vie.

Toutefois, à trop vouloir la « bienveillance », mot-valise que tout le monde a à la bouche, l'information a tendance à s'édulcorer à outrance – on ne voudrait pas risquer un mot de travers. Le message perd hélas en consistance, il ne passe plus. Notre discours en ressort alors trop noyé.

Mais si toutes les vérités sont bonnes à dire, il y a différentes manières de les dire. Je l'ai réalisé à mes dépens lors de mes gardes aux urgences, une nuit en particulier : Lila, 16 ans, accompagnée de son père, était alors admise pour une décompensation acido-cétosique. C'est une complication du diabète. Chez cette jeune fille, cette complication était annonciatrice de son diabète, jusqu'alors inconnu. L'insuline est une hormone naturellement sécrétée par le pancréas. Elle joue un rôle de régulateur en maintenant la glycémie à des valeurs normales. L'insuline permet au glucose d'entrer dans les cellules du corps. Le diabète entraîne un défaut de sécrétion d'insuline qui, chez elle, était devenu si important qu'il avait entraîné un désordre métabolique grave. Le traitement a donc été entamé sans délai.

Je leur ai « balancé » le diagnostic de manière brutale, sans ménagement et sans plus d'explication : « Votre fille est diabétique. » Bam. L'annonce d'une maladie chronique potentiellement invalidante qui allait changer leurs vies. J'avoue que je n'ai pas réfléchi à la violence du coup porté. Puis j'ai tourné les talons pour me rendre dans un autre box. Le père, furieux, m'a rattrapée par le col de ma blouse blanche et m'a signifié : « ? Non mais, un médecin ne devrait pas dire ça comme ça ! »

Il avait raison. En fait, personne ne devrait parler comme ça, *a fortiori* un soignant. Même exténué à 4 heures du matin.

Les patients trouvent souvent à se plaindre du comportement des soignants. Ils nous reprochent fréquemment de ne pas assez les écouter. Ce serait une des raisons de la percée des « alternatives » à la médecine traditionnelle. En réalité, la perte de temps médical s'est répercutée sur le dialogue.

Le soutien n'est plus exercé seulement par le médecin, la parole est désormais partagée, elle est dispersée entre de plus en plus de personnes de la chaîne : les infirmières et infirmiers, le médecin traitant, le psychologue, les associations de malades…

Ils se sentent mal écoutés :

« Non, vous n'avez pas si mal, ce genre de lésion n'est pas très douloureuse, ça doit être parce que vous êtes stressée », a dit un gynécologue à ma sœur Aliza qui souffrait de ses fibromes utérins. Il ne parvenait pas à l'appréhender. Il présupposait ce qu'elle ressentait.

Ou bien encore incompris :

« Mes cheveux ont fini par repousser après ma chimiothérapie, mais frisés et blancs, que dois-je faire ? » m'a demandé une quadragénaire atteinte d'un lymphome cutané (prolifération anormale de lymphocytes, cellules de la lignée sanguine, sous la peau) en rémission. Je ne savais pas quoi lui répondre : avoir éradiqué la maladie m'apparaissait tellement plus important. Cet écart entre nos préoccupations est un aspect essentiel de la relation patient-soignant.

« Alors ça s'est bien passé avec le chirurgien ? demandai-je à une patiente récemment opérée d'un énorme lipome (tumeur graisseuse bénigne assez profonde).

— Il ne m'a même pas dit bonjour en arrivant au bloc », a-t-elle sèchement répondu. J'ai mené l'enquête : lorsque le chirurgien était entré au bloc, sa tante avait été admise en réanimation, il en était très soucieux. Il avait cependant très bien opéré notre patiente, mais celle-ci n'a mentionné cette réussite que dans un second temps.

Le médecin traitant de mon amie Anne a visé un jour en plein cœur : « Vous êtes grosse, c'est normal d'avoir des rougeurs sous les seins. » Je l'ai récupérée en miettes.

Certains soignants dépassent leur cadre d'attribution, ils deviennent caustiques. Vous percevez au mieux leur indifférence, au pire leur malveillance. Certains sont même moralisateurs, ils tentent de vous influencer, ils vous culpabilisent. Comme le premier médecin que ma grande sœur Aliza a rencontré au moment où elle a décidé d'avorter : « Vous êtes sûre de ne pas vouloir garder le bébé ? Vous avez presque 22 ans, c'est bien d'être une maman jeune ! Et si ça se trouve, le papa serait ravi. » Le choix revient à la personne qui reçoit les soins. Elle n'a jamais regretté cette décision.

Errare humanum est

« Je ne sais pas, c'était une douleur étrange qui descendait vers l'abdomen. Le patient hurlait malgré la morphine. Je n'ai pas réussi à faire le diagnostic de dissection aortique, il est mort sous mes yeux en quelques minutes. »

L'aveu de cet interne de huitième semestre (un « vieil » interne, donc), avec lequel je discutais devant l'hôpital après sa garde, m'avait littéralement refroidie. Non pas son honnêteté, qui est une grande qualité. Mais je croyais que passé un certain stade de bachotage et de pratique, on savait tout. Que tout était enfin acquis et qu'on ne se trompait plus. Pas lourdement du moins.

Évidemment, cette discussion était si inhabituelle. La plupart du temps, les médecins ne parlent que de leurs réussites, de leurs merveilles, de leurs « histoires de chasse ». Pourquoi n'évoquent-ils jamais leurs erreurs ?

Un jour, j'étais interne de garde aux urgences d'un hôpital de banlieue parisienne. La garde durait quarante-huit heures, il n'existait pas de repos compensateur. Je ne me cherche pas d'excuses, depuis j'ai fait des dizaines d'erreurs en ayant mieux dormi. Tout médecin a déjà connu cette situation : le brouhaha, la pression des urgences, les difficultés de l'interrogatoire, l'idée première d'un diagnostic que notre esprit ne veut pas quitter.

Un patient de 63 ans, diabétique non insulinodépendant, non francophone, avait été admis pour des douleurs digestives mal systématisées, près de l'hypochondre gauche (sous les côtes). Il semblait très algique. La rate ? le pancréas ? une zone du foie ? Je l'avais pris pour une urgence digestive. Le chirurgien des urgences palpait un abdomen souple et allait contre ma suspicion. J'étais pourtant sûre de moi.

Le bilan biologique ne montrait pas de syndrome inflammatoire mais les enzymes hépatiques étaient élevées, ce qui m'évoquait une souffrance du foie. Après avoir terminé son bilan d'entrée (radiographie du thorax, électrocardiogramme), je l'avais (mal) orienté en service de chirurgie viscérale où il avait été hospitalisé dans la foulée. Je n'avais même pas pris le temps de jeter un œil à son électrocardiogramme. Pour une fois qu'un transfert des urgences vers un service était envisageable rapidement…

Bref, j'avais cumulé les erreurs. J'ai su le fin mot de l'histoire le lendemain à l'aube, lorsque le chef de service des urgences a vociféré au téléphone : « Fischer, tu descends immédiatement en réanimation voir le patient que tu as foutu en chirurgie digestive cette nuit ! On va en discuter ! » Encore un chef de service qui était certain qu'aboyer sur les gens les faisait avancer. Les danseuses étoiles danseraient-elles moins bien si leurs professeur(e)s leur parlaient mieux ?

Mon réveil (dans ma cellule sans fenêtre faisant office de chambre de garde) fut brutal. Le front perlé de sueurs, je me précipitais en réanimation. En fait, les douleurs cardiaques chez le diabétique sont souvent trompeuses car beaucoup plus basses que les douleurs thoraciques habituelles. Quelle mauvaise manie ont les patients de ne pas souffrir exactement comme dans les livres ! Il n'avait évoqué à aucun moment de sensation d'oppression thoracique irradiant vers le bras gauche ou la mâchoire, merde quoi !

« Regarde cet ECG ! Les ondes Q de nécrose déjà présentes ! » J'observais ce tracé édifiant malheureusement pour la première fois. J'avais pris à tort un authentique infarctus du myocarde déjà constitué (c'est-à-dire qu'une zone du cœur était perdue car elle n'était plus perfusée du tout) pour un problème abdominal. L'élévation des enzymes hépatiques avait malencontreusement conforté mon hypothèse alors que dans l'infarctus du myocarde, la souffrance hépatique est bien réelle mais est uniquement secondaire à l'ischémie cardiaque (défaut d'irrigation du cœur) et pas au premier plan.

Le patient avait commencé à respirer avec beaucoup de difficultés dans la nuit, il avait souffert, dans le service de chirurgie digestive, d'une complication de cet infarctus appelée « œdème aigu du poumon ». Les réanimateurs avaient donc été appelés en urgence pour gérer son insuffisance cardiaque et l'avaient transféré dans leur unité.

J'en suis encore atterrée aujourd'hui. Les cardiologues et les réanimateurs m'avaient réconfortée, arguant que l'erreur est humaine et que j'étais en formation. Et Proust avait raison : « Il n'y a pas de réussite facile, ni d'échecs définitifs. » J'étais insuffisamment rassurée, mais je m'étais sentie entourée. Les équipes s'étaient mobilisées de concert pour rattraper mes insuffisances. J'avais réalisé le concept de confraternité.

En médecine, on est en formation permanente. On s'en aperçoit lors des congrès. On a toujours l'impression de découvrir des choses. Notre réactivité, nos connaissances ne sont jamais figées.

L'erreur est donc humaine. En médecine, plus que dans toute autre vie professionnelle ou personnelle, elle est parfois lourde de conséquences.

« Tu te rends compte, il a failli mourir ! » L'assistance de l'Académie de la bière, notre troquet, écoutait mon histoire, peu remuée, presque blasée. Chacun avait déjà été confronté à une situation similaire ou pire…

« Et la fois où j'ai débuté un traitement par Bactrim (un antibiotique de la classe des sulfamides) pour le traitement de sa pneumocystose chez un patient HIV, tu t'en souviens ? a renchéri Sami.

— Non, que s'est-il passé ?

— Il a fait un syndrome de Lyell (allergie cutanée très grave entraînant un décollement diffus de la peau des muqueuses mimant l'aspect d'un grand brûlé). Il a été admis en réanimation. Malgré les soins dermatologiques et la réhydratation, il est décédé d'une infection grave. (La peau totalement lésée n'assurait plus son rôle de barrière et laissait pénétrer les bactéries et champignons.) Quand j'ai repris le dossier à tête reposée, je me suis aperçu qu'il y avait écrit "allergie probable à la sulfadiazine". Tu sais sur la couverture de son dossier (les dossiers bleus en carton de l'APHP) sur laquelle chacun peut gribouiller une note importante au marqueur rouge. » La sulfadiazine étant, comme le cotrimoxazole, un sulfamide, son allergie médicamenteuse avait donc déjà été évoquée.

L'erreur en médecine fait partie du quotidien. Certaines avancées de la médecine, l'évolution de la vie sont liées aux erreurs médicales. Pas d'apprentissage, pas de réussite sans erreur préalable.

Même si les connaissances scientifiques existent, même lorsqu'on effectue parfois machinalement une prise en charge, il faut avoir les yeux et les oreilles partout, tout vérifier, comme lorsqu'on conduit un véhicule. Ce n'est pas un simple problème de maths avec une seule réponse possible, chaque malade est singulier, chaque maladie est complexe.

Heureusement, une organisation humaine collégiale rodée permet de réduire le nombre d'erreurs médicales ou de les rattraper quand elles ont lieu.

On parle volontiers d'erreur médicale mais on devrait parler d'erreur dans la chaîne du soin. Chaque maillon est important dans cette chaîne. Je n'emploie d'ailleurs jamais les mots « paramédical » ou « aide-soignant » parce qu'on est tous engagés dans la même barque : celui qui aide à marcher, celui qui soutient, celui qui prescrit un comprimé, celui qui le donne…

Le soin, avec ses différents intervenants et ses différents temps, est un chemin semé d'embûches soumis aux pires aléas. Il demeure à chaque étape de la prise en charge une possibilité de se tromper.

Les erreurs se déroulent parfois d'emblée : la mauvaise réponse de l'assistante au téléphone, la mauvaise orientation du patient par la régulation du Samu qui a croulé sous les appels et ne croit pas à la gravité du « J'ai mal partout » de 22 heures, le mauvais endroit, le mauvais moment, le mauvais interlocuteur…

Puis elles peuvent se produire lors du diagnostic, de la prescription des examens paracliniques (biologiques, radiologiques…). Il incombe ensuite aux médecins de veiller à la bonne exécution du traitement, de surveiller l'évolution du patient.

Lors de mon premier semestre d'internat, j'ai ainsi retrouvé mon infirmière Annick en larmes. Une patiente comorienne avait été hospitalisée pour une leishmaniose viscérale (une grave parasitose transmise par la piqûre de l'insecte piqueur phlébotome, donnant des troubles hématologiques avec une baisse du nombre des globules blancs, des globules rouges et des plaquettes, donc des défenses au plus bas). Elle ne s'améliorait pas malgré le Glucantime prescrit.

Mon infirmière avait en réalité mal interprété ma prescription (écrite à la main à l'époque) et croyait que le traitement ne durait que trois jours. Elle l'avait interrompu alors que la posologie varie après les trois premiers jours – mais le traitement est long. Annick était si désolée ; heureusement on a compris l'erreur à temps.

Qui n'a jamais péché lui jette la première pierre ! Et ça ne risquait pas d'être moi. Ni personne d'autre d'ailleurs.

S'il existe des erreurs manifestes, certaines sont insidieuses.

Ma dernière erreur est récente. Une jeune fille avait fait un séjour au Brésil et s'était promenée sur la plage de Copacabana. Elle avait des stries sous les pieds et entre les orteils qui la grattaient énormément. Je n'ai pas évoqué le diagnostic de larva migrans du premier coup. Il s'agit de la pénétration intracutanée de vers retrouvés dans les déjections canines présentes sur cette belle plage. Les crèmes à la cortisone ont alors aggravé le tableau. J'ai dû passer aux antiparasitaires.

Cette erreur n'était pas mortelle mais elle a retardé le bon traitement. C'est aussi une des raisons pour lesquelles j'ai choisi la dermatologie, la sensation (fausse) que les erreurs y portaient moins à conséquence que dans d'autres spécialités.

En dermatologie, notamment lors des consultations næviques, nous craignons toujours de ne pas repérer une tumeur à temps. Donc nous péchons par excès, nous enlevons souvent à tort des simples nævi, mais nous jugeons cela préférable. Faire une cicatrice dans ce contexte est une « erreur » justifiée et acceptable. Beaucoup plus acceptable que la situation inverse.

Un jour, j'ai vu en consultation un patient d'une quarantaine d'années, suivi régulièrement par un dermatologue en grande banlieue parisienne, qui trouvait plus aisé de prendre rendez-vous près de son lieu de travail. J'ai observé une lésion pigmentée inhomogène de son épaule droite que j'ai opérée. Elle s'est avérée être un mélanome de stade avancé. Il a pesté contre son précédent dermatologue et l'a accusé d'avoir fait une erreur. « Oui, je ne comprends pas, je le vois tous les ans, il ne l'a même pas vu… » J'ai temporisé en lui expliquant que ce qui comptait, c'était le présent, que la lésion avait été retirée… Je prenais le train en marche. L'histoire racontée par ce patient que je venais de rencontrer ne m'autorise en aucun cas à hurler avec les loups – sans compter l'existence de la confraternité.

Cette notion de confraternité n'est pas vaine, elle est particulièrement importante en cas d'erreur. Il ne s'agit pas de faire bloc face au patient et d'instituer un clivage soignants-soignés qui n'a jamais lieu d'être, mais d'aider au traitement d'un patient. Faire bloc face à la maladie tous ensemble, voilà la notion clé.

Lorsque mon confrère dermatologue, mis en copie, a reçu le compte rendu anatomopathologique, il m'a immédiatement contactée.

« Bonjour je t'appelle (les médecins se tutoient souvent même s'ils ne se connaissent pas tels des camarades insoumis) au sujet de M. D. J'ai reçu le résultat anapath, c'est bien sur son épaule droite le mélanome ?

— Oui, exactement, ai-je répondu.

— Je lui avais signalé que j'avais un doute il y a un an, qu'il fallait le surveiller et le revoir dans trois mois, mais il n'est jamais revenu. »

Les erreurs ont des répercussions et un vécu divers pour les soignants comme pour les soignés. La notion de bon ou de mauvais médecin résulte probablement de cette notion d'erreur, parfois difficile à expliciter, souvent à relativiser.

Là-dessus se greffe la notion d'aléa thérapeutique. Qu'est-ce qui est une réussite, qu'est-ce qui est un échec ? Lors d'une prostatectomie radicale (on retire la prostate cancéreuse), la réussite carcinologique pour l'urologue qui opère, c'est retirer toute la tumeur et passer en zones saines. Il essaie au maximum d'éviter au patient impuissance et incontinence, sans toujours y parvenir. Pour le patient, ces dommages collatéraux apparaissent au premier plan et sont mal vécus. D'une manière générale, tout délabrement, toute atteinte physique séquellaire sans restitution possible lors d'une intervention chirurgicale, tout effet secondaire à un médicament, risquent d'être perçus comme une erreur.

Par ailleurs, ce n'est pas parce qu'un geste n'est pas réussi ou pas totalement réussi qu'il faut conclure que le médecin est incompétent. Ce qualificatif est trop rapidement employé par les patients. L'erreur est devenue le fait de ne pas donner entière satisfaction.

Et puis, partir sur un diagnostic, puis le remettre en cause et ainsi changer de thérapeutique n'est pas non plus une erreur, c'est une démarche de soins classique.

Ainsi, la dernière lettre de remontrances que j'ai reçue à mon cabinet concernait des plaques desquamatives des mains d'une coiffeuse de 28 ans. Elle manipulait de nombreux produits irritants ou allergisants, elle adorait les huiles essentielles, un eczéma de contact des mains m'avait alors semblé le diagnostic le plus plausible. Elle ne m'avait pas rappelée pour me signaler que le traitement n'avait pas fonctionné.

« Madame, je voulais vous témoigner ma déception à votre sujet. En effet, vous m'avez parlé d'eczéma des mains et comme cela ne s'améliorait pas avec votre traitement, ni même avec ceux de vos collègues, j'ai consulté le professeur Astruc, et lui, il m'a fait un prélèvement mycologique et a conclu que c'était des plaques liées à une maladie de mon chat. Avec la crème antifongique, j'ai guéri en dix jours. »

Au fond qu'est-ce qu'un bon médecin ? Le médecin idéal que nous rêvons tous et toutes d'être. Celui qui a travaillé et appris toujours plus ? D'abord une personne de bon sens. En première année universitaire s'effectue un tri sélectif sur des matières scientifiques comme les mathématiques qu'on n'utilisera plus jamais. On ne sélectionne donc pas, au début, sur le bon sens.

Lors de l'attentat au Bataclan, un de mes patients, sculpteur, a reçu une balle de kalachnikov dans le haut du bras qui a transpercé notamment l'os et a sectionné son artère humérale droite, provoquant une énorme hémorragie. Malgré le beau temps, sa femme, artiste également et motarde, avait son blouson de bikeuse et l'a immédiatement utilisé pour confectionner un matériel de compression, sauvant ainsi la vie de son mari sans aucune connaissance médicale, juste à l'instinct.

Au-delà du bon sens, existe aussi dans le soin le sixième sens, une « magic touch » sans rapport avec les études, une perception inexplicable, rare mais bluffante. Certains médecins sont vraiment doués, ils ont la médecine absolue. Ils ont l'intuition qui est la forme la plus élevée d'intelligence. Ils sont à cheval entre un artiste et un scientifique visionnaire à la Léonard de Vinci. Ils devinent une pathologie à traiter parfois grave avant même l'examen clinique. Eux ont aussi beaucoup travaillé pour mettre en relief ce talent.

Limiter ses erreurs est une obsession pour le soignant. Mais comment ?

Un homme est fait de choix et de circonstances ; personne n'a de pouvoir sur les circonstances, mais chacun en a sur ses choix, a dit Éric-Emmanuel Schmitt.

Le médecin idéal n'est pas le plus empathique (quoique ce serait un plus), mais il est le plus efficace, celui qui fait peu d'erreurs, qui nuit le moins, qui tranche correctement.

Enfin, les bons docteurs savent s'entourer des meilleurs. Ils n'ont pas peur de ne pas briller seuls, ils ne manquent pas d'humilité, qualité essentielle. Ils acceptent de ne pas tout résoudre eux-mêmes et délèguent sans rechigner.

Lorsqu'on commet une erreur dans le soin, ce qui arrive tôt ou tard, ce n'est pas l'erreur qui sera jugée mais plutôt la capacité et la motivation à la réparer lorsque cela est possible. « La chute n'est pas un échec, l'échec, c'est de rester là où on est tombé », a dit Socrate.

L'autre gage de réussite pour un soignant est l'adaptabilité : lors du diagnostic, de la prise en charge, de l'évolution de la maladie…

Les situations cliniques sont si diverses, et s'occuper des états polypathologiques que l'augmentation de la longévité a engendrés est un challenge quotidien.

Par ailleurs, les attentes des patients ont changé au fil du temps et sont parfois démesurées. Les patients exigent désormais une santé sans faille : la disparition de leur(s) maladie(s) sans séquelles, que les médecins leur assurent un bien-être physique, mental et social…

À qui la faute ? À quand la faute ?

Lorsqu'un enfant naît avec un handicap, on ne crie plus à la malchance, mais : qui était l'obstétricien et à quel moment s'est-il trompé ? Une de mes collègues gynécologues se retrouve actuellement sur la sellette car elle n'aurait pas réalisé de sérologie CMV (recherche de cytomégalovirus – virus potentiellement grave en début de grossesse car à l'origine de malformations et de handicaps) dans le sang à sa patiente. Cette virose, contractée en début de grossesse, était passée inaperçue chez la mère, pas chez sa petite fille malheureusement. À l'époque, cet examen n'était pas systématique.

En médecine, on essaie d'être toujours du bon côté. Pas du côté de la loi ou du côté de l'interprétation de la loi, comme les avocats, mais du côté de la vie, du côté du bien-être.

Parfois, les critères varient, les choix sont donc cornéliens, les décisions collégiales : mettre fin à une réanimation, choisir tel ou tel traitement… Porter cette aura miraculeuse est à double tranchant. Commettre une erreur est la pire des catastrophes pour un médecin.

C'est une question de lien et de confiance. D'abord et avant tout, avec le patient qu'on a juré d'améliorer coûte que coûte. Cette erreur, déjà douloureuse à supporter, est parfois en plus montrée du doigt par nos maîtres. Double peine… Nos pairs risquent de ne plus nous juger dignes de leur enseignement, bien que nous appartenions à la même confraternité. Ils risquent même de nous en exclure. Comme si on avait brisé un serment, un sacerdoce. Tel un chevalier brisant son allégeance à son seigneur, un prêtre rompant ses vœux.

Pire qu'une lettre émanant de notre assurance professionnelle nous signifiant un malus et des frais parfois conséquents, notre pire crainte est la lettre du Conseil de l'ordre nous notifiant une sanction. Être frappé d'indignité médicale serait la déchéance entre toutes !

Les aléas du corona

Au début de l'année 2020, on a tenu en respect le cyclone. Il était d'abord loin en Chine puis plus près en Lombardie, et on l'a regardé nous atteindre. On a cherché des explications. Ce virus n'avait pas de sens, on a essayé de rationaliser son arrivée.

Un avertissement de la nature ? Le climat maltraité, l'hyperconsumérisme ? Une punition de Dieu ? Certains l'avaient même prédit à les écouter. On a fantasmé les finalités de ce nouveau virus. Il pourrait mettre en exergue les tares de notre société et nous obligeait à y remédier. Il pourrait être à l'origine, le jour d'après, d'une solidarité dans un véritable repentir partagé.

On allait assister à une crise s'ajoutant à la crise du monde de la santé français. Les services de réanimation se remplissaient. Le comptage morbide quotidien débutait. On n'a pas manqué de communications. C'est plutôt la communication de manques qui nous a fait défaut : pas de protections, pas de tests, pas assez de respirateurs, pas assez de médicaments, pas assez de lits, de personnel…

Il fallait absolument stopper sa transmission. Arrêter la malédiction. Alors le premier temps fort de sa gestion a été l'assignation à résidence pour éviter des milliers de morts. De nombreux pays l'avaient fait avant nous et l'ont fait après nous. On n'avait pas de traitement autre que l'isolement. On a mis en berne la vie et l'économie au profit du tout sanitaire. Les célibataires devraient le rester au moins quelques semaines, les femmes battues devraient patienter, les personnes fragiles devraient compter sur la contribution amicale ou familiale pour se nourrir. La plupart des français l'ont d'ailleurs accepté avec une certaine résignation. Des politologues, des journalistes, des philosophes comme Bernard-Henri Levy dans son livre *Ce virus qui rend fou* s'en sont émus.

On n'a plus observé le monde qu'à travers le prisme de la Covid 19. On n'a plus parlé des conflits, des famines, des autres maladies. On a comparé les pays du Nord au Sud dans leur gestion de cette seule maladie : la Suède qui avait décidé de ne pas se confiner, l'Inde où l'on risquait des coups de bâton si on n'appliquait pas strictement l'isolement…

Trois jours après le début du confinement, j'ai senti brutalement mon cœur se serrer et ma respiration s'accélérer à tel point que je cela m'obsédait. J'ai cru à un infarctus du myocarde. Et puis, un cortège de signes fluctuant d'un jour à l'autre qui ne s'intégraient dans rien de connu : fièvre, courbatures atroces, perte complète du goût et de l'odorat, soif…

Le test de dépistage réalisé à mon chevet par un ami biologiste déguisé en scaphandrier a confirmé la présence de Coronavirus dans le nasopharynx. J'ai eu des moments très difficiles avec des quintes de toux, une fatigue incroyable m'obligeant à dormir plus de la moitié de la journée, des épisodes de confusion, la peur de m'étouffer.

Seuls les applaudissements pour les soignants émanant de mon avenue, solidaires ou contraphobiques, à 20 h, parvenaient à me réveiller.

J'ai mis une demi-heure à faire 250 mètres, un double masque sur mon nez et ma bouche, pour que ma copine généraliste Anne écoute mes poumons et prenne ma saturation (sorte de mesure rapide de l'oxygénation). Lorsque je suis arrivée, elle était en train de nettoyer l'hémoptysie (crachats sanglants d'origine pulmonaire) du patient précédent, une cinquantaine à peine, parti en SAMU devant les yeux écarquillés de sa femme. L'angoisse générale atteignait son paroxysme. J'allais bien selon elle, elle m'a prescrit de l'azithromycine pendant 5 jours. Je ne saurai jamais s'il a facilité ma guérison.

Ce virus parfois très agressif, semblait à l'origine d'une symptomatologie très riche en touchant différents organes. On a vite appris grâce aux pneumologues le caractère thrombogène de ce virus (favorisant les caillots de sang dans les vaisseaux) d'où les embolies, micro-thromboses des poumons mais aussi du cerveau avec l'apparition d'atteintes du système nerveux central comme des AVC (accidents vasculaires cérébraux) parfois en l'absence d'un terrain propice. Les atteintes dermatologiques liées à ce même phénomène vasculaire, ont été décrites par la suite avec des lésions rouges ou violacées des orteils et des doigts à type d'engelures qui ne collaient pas avec le temps étonnamment beau lors du confinement.

J'avais enjoint mes amis urgentistes et réanimateurs à me faire une petite place si ça tournait mal, notamment si advenait l'orage cytokinique (une réponse immunitaire trop forte rendant très grave la maladie).

Tout le monde tâtonnait devant cette épidémie, ce qui est normal. Les médecins de terrain hospitaliers ou libéraux : généralistes, pneumologues, urgentistes, réanimateurs même les plus chevronnés faisaient face à une situation nouvelle. Il n'y avait ni consensus scientifique ni consensus politique. Les réactions individuelles face à ce virus variaient aussi de façon très intéressante : de celui qui nettoie frénétiquement ses courgettes à l'eau de javel à celui qui ne conçoit pas le port du masque, étiqueté liberticide ou inutile. L'ère du « je ne suis pas médecin mais… » selon l'expression d'Etienne Klein dans son *Tract de crise* avait commencé et le public se forgeait des avis au gré des communications de Santé Publique France, des réseaux sociaux, des médias, des réunions Zoom.

Puis, deuxième temps fort de l'instant Covid, l'avènement de ce scientifique, le Pr Raoult. Pas le messie, ni Galilée, ni un charlatan, un professeur d'infectiologie. Dans cette ambiance de chaos et d'hésitations, il pensait arrêter la malédiction fort de ses convictions, de son intuition. Il pensait avoir trouvé l'antidote. Et il l'a clamé telle une affirmation. Jusqu'à être acclamé par certains, hué par d'autres, notamment en raison de son approche jugée approximative et exclusive, la science étant une démarche collective.

Petit à petit, deux groupes, avec de nombreux sous-groupes parfois improbables, dont des complotistes patentés, ravis de prendre la lumière, ont émergé. Les pro et les contre la thérapeutique du Pr Raoult. Ce clivage avait dépassé les frontières. Footballeurs, femmes et hommes politiques, artistes… choisissaient leur camp.

Peu importe que l'hydroxychloroquine soit un traitement efficace sur le SARS COV2, ce qui aujourd'hui est peu probable, certains soutiens voire certains militants y croyaient dur comme fer et y croient toujours, ceci même si croyance n'est pas connaissance.

En quelques mois, la prise en charge de l'épidémie s'est considérablement améliorée notamment en termes de prévention et de protections. Les cliniciens ont élaboré des arbres décisionnels de plus en plus précis réduisant la mortalité de cette maladie : oxygénothérapie à haut débit, anticoagulation,…

Mais je crains que les conflits surtout entre scientifiques laissent une tache sur toutes ces avancées dont on se serait volontiers passé.

La peau, cet organe noble

Finalement, pourquoi la dermatologie ? Parce que la peau est l'organe noble par excellence. On a beaucoup vanté les mérites de ce cloaque à merde qu'est l'intestin et de son microbiote, alors que les écrits sur la peau sont moins connus du grand public. Les données sont plus confidentielles.

Le professeur Misery[1] et avant lui quelques autres psychodermatologues et psychologues se sont penchés sur cet extraordinaire organe.

Organe noble d'abord d'un point de vue symbolique. On emploie bien, dans le registre intime, l'expression « avoir quelqu'un dans la peau », et pas « avoir quelqu'un dans l'intestin » (sauf si toutefois on abritait un parasite à évacuer sans délai). Le mot « peau » s'intègre ainsi dans de nombreuses expressions symboliques : se mettre dans la peau de quelqu'un, vouloir la peau de quelqu'un… C'est le premier organe de la relation.

C'est forcément un organe noble sur le plan physique. La peau est un élément essentiel de notre apparence, de

1. Laurent Misery, *Votre peau a des choses à vous dire*, Larousse, 2019.

notre personnalité, de notre identité, de notre culture. Notre peau reflète notre histoire : la couleur, les rides, les rougeurs, les taches… Elle laisse deviner notre état général : les traits tirés, la pâleur, les lèvres violacées, la texture, le teint. Elle varie avec l'âge et ses aléas. Elle extériorise nos émotions. Elle porte des maladies visibles. On cherche régulièrement à l'améliorer par le biais de différents artifices comme le maquillage ou les tatouages.

C'est une barrière protectrice aux propriétés mécaniques et physiques incroyables, qui en font un organe vital. On la décrit même comme une frontière entre l'extérieur et le monde intérieur, le psychique.

C'est un organe sensoriel responsable du toucher. La peau ne contient pas de neurones comme le cerveau mais des terminaisons nerveuses. Ces terminaisons nerveuses sont connectées avec le cortex cérébral, et nous identifions ainsi ce que nous touchons. Cette connexion se fait également avec toutes les zones du cerveau, notamment les zones affectives. La peau est un élément de la communication, de la jouissance mais aussi de la douleur.

À part ces terminaisons nerveuses retrouvées à chaque étage de la peau – sauf la couche cornée (la plus superficielle) –, essentiellement quatre types de cellules sont présentes : les kératinocytes, les cellules de Langerhans (cellules immunitaires), les cellules de Merkel (neurosensorielles) et les mélanocytes (cellules de la pigmentation).

En se penchant sur la physiopathologie de la peau, on comprend pourquoi la peau est également un organe psychique. On dit d'ailleurs « être bien ou mal dans sa peau », « être à fleur de peau ».

Les informations transmises par le cerveau à la peau et aux autres organes comme les glandes endocrines (testicules, pancréas) utilisent le même circuit dans l'autre sens. Les glandes sécrètent ainsi des hormones. Des neuromédiateurs sont des substances chimiques libérées par les synapses, elles circulent dans le sang.

Le système nerveux a une influence sur toutes les fonctions de la peau : la croissance des poils, l'excrétion du sébum, la réaction aux UV, la cicatrisation. Cette influence est observée en physiologie comme dans les situations pathologiques. En effet, au cours de certaines maladies cutanées, surtout celles qui ont une part inflammatoire, il existe un déséquilibre, certains neuromédiateurs s'expriment plus et d'autres moins. Cela a été mis en évidence dans le psoriasis, le vitiligo, la pelade, l'eczéma, ou l'acné, et des pathologies infectieuses (herpès, etc.). Les cellules immunitaires ont des récepteurs pour les neuromédiateurs. L'inflammation est amplifiée par la libération de neuromédiateurs, et la libération d'autres facteurs comme les catécholamines rentre aussi en ligne de compte.

Tout cela explique comment le système nerveux peut influencer certaines pathologies dermatologiques. Le psoriasis est une maladie évoluant par poussées avec des plaques rouges, épaisses, desquamatives, touchant beaucoup les genoux et les coudes mais pas uniquement. Il est dû à une prolifération excessive des kératinocytes (cellules majoritaires de la peau) et à une inflammation après activation pathologique du système immunitaire.

L'état de stress aggrave de nombreuses pathologies cutanées.

Par ailleurs, les maladies dermatologiques peuvent être mal vécues et engendrer des troubles anxieux ou dépressifs. Les atteintes cutanées provenant exclusivement de troubles psychiatriques (perceptions anormales, délires parasitaires…) sont plus anecdotiques que les deux autres cas de figure.

L'intrication maladies dermatologiques-troubles psychiques est désormais indéniable.

La médecine d'aujourd'hui, la médecine de demain

L'exercice de la médecine a beaucoup changé, en partie parce que les patients subissent de multiples influences. Ils sont harcelés d'informations, ils ne savent plus où donner de la tête. Ils sont comme des enfants au supermarché. Ils ont envie de tout tester : le savon au lait de chèvre sur leur acné, la bave d'escargot sur leurs rides…

Certaines catégories de patients sont particulièrement difficiles à suivre. Les religieux ultraorthodoxes naviguent entre les données de la science et celles de leurs livres. Un nouveau groupe émerge depuis quelques années, celui des adeptes de l'alimentation qui pare à tout : les sans aucun gluten jamais, les ultra-vegans…

J'ai reçu un nourrisson de 6 mois pour un problème de dermatite atopique banal (ou eczéma atopique). Je le trouvais un peu petit et peu tonique, mais ce n'est pas mon domaine de compétence. Et la maman de me répondre : « Non il va très bien, comme tous les petits vegans, il est très épanoui.

— Je croyais qu'il fallait éviter le véganisme total les premiers mois de vie, me suis-je aventurée malgré le regard foudroyant qu'elle me jetait.

— Non, il va parfaitement bien, je vous assure, avec mon lait et des compléments de lait végétal ainsi que des purées d'amandes et d'aubergines, il a tout ce dont il a besoin. Et puis il vit à la campagne au grand air, entouré de chiens et de chats. »

Malheureusement, après renseignements, son pédiatre semblait préoccupé par le ralentissement de sa courbe staturo-pondérale (le bébé restait petit et malingre) et mon confrère avait toutes les peines du monde à expliquer à sa mère qu'introduire ne serait-ce que du lait de chèvre au lieu du lait de soja (appelé d'ailleurs à tort lait) serait bénéfique.

Avant leur consultation, de nombreux patients ont déjà interrogé la Toile et fait leur propre diagnostic, décidé quel traitement est à débuter. Ils se sont même demandé si une médecine plus naturelle ne leur conviendrait pas mieux.

Freiner certaines convictions est devenu un exercice obligé. La médecine prophétique a vite ses limites. La médecine n'est pas une religion, c'est une science, pas une croyance.

Je ne néglige pas l'apport des « médecines » alternatives et autres techniques : sophrologie, acupuncture, auriculothérapie et autres dans de nombreux domaines – mais raison et utilité gardées. Ces méthodes n'ont pas été suffisamment observées, comparées aux méthodes classiques confirmées par de nombreuses études, pour estimer qu'elles sont susceptibles de les remplacer. Je préfère d'ailleurs ne pas utiliser l'expression « médecine alternative ». Aux données validées de la science, pour la médecine comme pour le GPS ou le téléphone mobile, il n'y a pas d'alternative.

Si l'on prend le cas de l'homéopathie, le principe actif semble trop dilué dans les médicaments homéopathiques (granules, ampoules, mélanges...) pour le rester, mais la notion d'effet placebo, qui n'est ni un terme péjoratif ni un synonyme de magie, prend ici tout son sens. Une cancérologue a montré qu'administrer un médicament homéopathique antiémétique diminue la fréquence des nausées liées à la chimiothérapie de moitié. Cet effet placebo est complexe mais il apporte un certain réconfort aux patients même s'il n'est pas toujours quantifiable. D'autre part, ce n'est pas parce qu'un traitement n'est pas nécessaire qu'il est inutile.

Ces techniques sont des soins de complément. Elles ont une place de support. Il ne faut pas confondre guérison et bien-être, mais le bien-être participe activement à la guérison. Toute assistance pour se sentir mieux est bonne à prendre.

Le soin n'est bien sûr pas qu'une réponse pharmacologique issue des recherches médicales à un mal. J'adhère aux manœuvres aidantes non invasives comme l'hypnose ou la méditation, la diversion, l'anesthésie verbale.

À l'hôpital Necker, j'ai observé le cas d'un petit de 4 ans admis pour le suivi d'un hémangiome ulcéré de cuisse congénital. C'est une malformation vasculaire qui s'érode et devient une grande plaie saignante et très douloureuse. Sa mère, formée en Italie, murmurait à son oreille calmement pendant que l'infirmière changeait son pansement. Cela s'apparentait sans doute aux prémices de l'hypnose verbale. Il ne semblait pas souffrir et il pouvait ainsi se passer d'anesthésie et d'antalgiques.

Je me méfie des substitutions prônées sur les réseaux sociaux par les groupes dont sont adeptes des gens mal renseignés, parfois désespérés comme les parents de petits autistes chez lesquels on préconise une « cure sans écran », des antibiotiques, du lait de chamelle ou du pain sans gluten pour « guérir », ou, pire, d'ingérer de l'eau de Javel…

Je suis préoccupée par la recrudescence du nombre de patients qui ne souhaitent pas de traitement anticancéreux et préfèrent des remèdes « anticancéreux naturels ». S'ils ont une utilité préventive incontestable (les fibres, les oméga 3…), leur utilité curative reste à prouver et à comparer.

L'avènement de la fée Internet avec ses trop nombreuses communications circulant impunément a changé la vision des patients et l'exercice du médecin.

On y observe des articles dans les journaux surtout féminins sur la santé. Se multiplient les sites scientifiques, et les sites pseudo-scientifiques, les blogs, des forums, les tchats, les avis d'inconnus, des données non vérifiées par des professionnels compétents, des (vrais et faux) commentaires des patients sur les soignants.

Et puis sont apparus les youtubeurs et youtubeuses. Celles et ceux qui avaient un avis sur la façon d'épaissir les cheveux en ont désormais un sur la contraception, la vaccination… Ils tentent de l'imposer à leur public toujours plus conséquent, fasciné par leurs révélations.

La médecine est devenue un bien de consommation comme un autre, pourtant sans grande évolution de la rémunération de cette consommation.

Certaines informations aident et renseignent vraiment les patients, d'autres au contraire parasitent largement les discussions.

« Docteur, pouvez-vous me retirer au laser mes plaques de psoriasis des coudes ?

— À quel laser pensez-vous ? À ma connaissance le laser n'a pas montré son efficacité sur le psoriasis.

— Mais je l'ai lu sur Internet.

— Ah oui, quel médecin avait écrit l'article ? Combien de cas avaient ainsi été traités ?

— Je ne sais pas… »

Qui a vraiment légitimité à s'exprimer ? Qui sont les experts de la médecine ? Qui possède ce savoir-faire ?

Certains patients seraient prêts à suivre l'avis de JeanClaude75 ou d'un groupe twitter de @parisiens-psoriasiques dès le premier coup d'œil sur l'écran sans jamais les avoir rencontrés.

Les patients se présentent souvent avec leurs recherches imprimées. Dans le cadre d'une pathologie nouvelle, l'attitude consistant à apporter au médecin sur un plateau le diagnostic, voire le pronostic et le traitement, dessert et retarde la conduite à tenir.

Mais il nous faut composer avec ce nouvel évangile aux millions d'apôtres, détricoter les certitudes.

La médecine de demain redonnera pleinement ses titres de noblesse aux soignants en s'appuyant sur l'intelligence artificielle et les nouvelles technologies.

Cela peut sembler paradoxal de prime abord mais ce n'est pas le cas. « Intelligence artificielle », c'est avant tout une mauvaise traduction de l'anglais. On l'utilise dans de nombreux domaines depuis si longtemps : les assistants vocaux, les spams… Les processeurs ont désormais des capacités énormes. Les trois degrés de l'IA vont permettre de supporter les médecins dans leur exercice : le big data, le machine learning et l'IA décisionnelle. Tout cela est le schéma de pensée (symptômes, corrélation) et le domaine d'activité du médecin. Partir de millions d'informations, les organiser, déterminer les signaux faibles, établir des données de prévention, rechercher des schémas répétitifs. Et puis on pourra utiliser à la fois des connaissances et des expériences des médecins, arriver à des diagnostics dans de meilleures conditions…

La médecine est le meilleur domaine d'application de l'intelligence artificielle.

L'intérêt sera le futur : se servir du passé, des data, rajouter des nouvelles règles, de la sorte obtiendra-t-on un vrai système d'apprentissage qui pourra assister et augmenter le médecin dans sa décision finale qui lui appartiendra toujours, et non pas prendre sa place.

Cette formidable opportunité effraie les médecins pour plusieurs raisons : la peur du changement, la peur d'être remplacé par une machine, la peur de vivre dans un film de science-fiction avec tous ses aspects anxiogènes.

Et pourtant, bien au contraire, cela conservera aux médecins leur mission originelle.

La véritable mission du médecin, c'est celle d'un humain s'occupant d'un humain. Les annonces, les explications, la compassion, l'accompagnement, resteront aux médecins autant qu'écouter et savoir garder les secrets.

Table des matières

Imprimé en France par CPI
en janvier 2021

Composition et mise en pages
Nord Compo à Villeneuve-d'Ascq

MIXTE
Papier issu de sources responsables
FSC® C003309

L'éditeur de cet ouvrage s'engage dans une démarche de certification FSC® qui contribue à la préservation des forêts pour les générations futures.

Pour en savoir plus :
www.editis.com/engagement-rse/

N° d'édition : 60080/01
N° d'impression : 157802